**Pour Mon Dieu und
für meine Mama**

Bibliografische Information der Deutschen Nationalbibliothek:
Die Deutsche Nationalbibliothek verzeichnet diese Publikation in der Deutschen
Nationalbibliografie; detaillierte bibliografische Daten sind im Internet über
http://dnb.d-nb.de abrufbar.

1. Auflage	Oktober 2015
© 2015	edition riedenburg
Verlagsanschrift	Anton-Hochmuth-Straße 8, 5020 Salzburg, Österreich
Internet	www.editionriedenburg.at
E-Mail	verlag@editionriedenburg.at
Lektorat	Dr. Heike Wolter, Regensburg
	Anna Rockel-Loenhoff, Unna
Satz und Layout	edition riedenburg
Herstellung	Books on Demand GmbH, Norderstedt

ISBN 978-3-903085-11-4

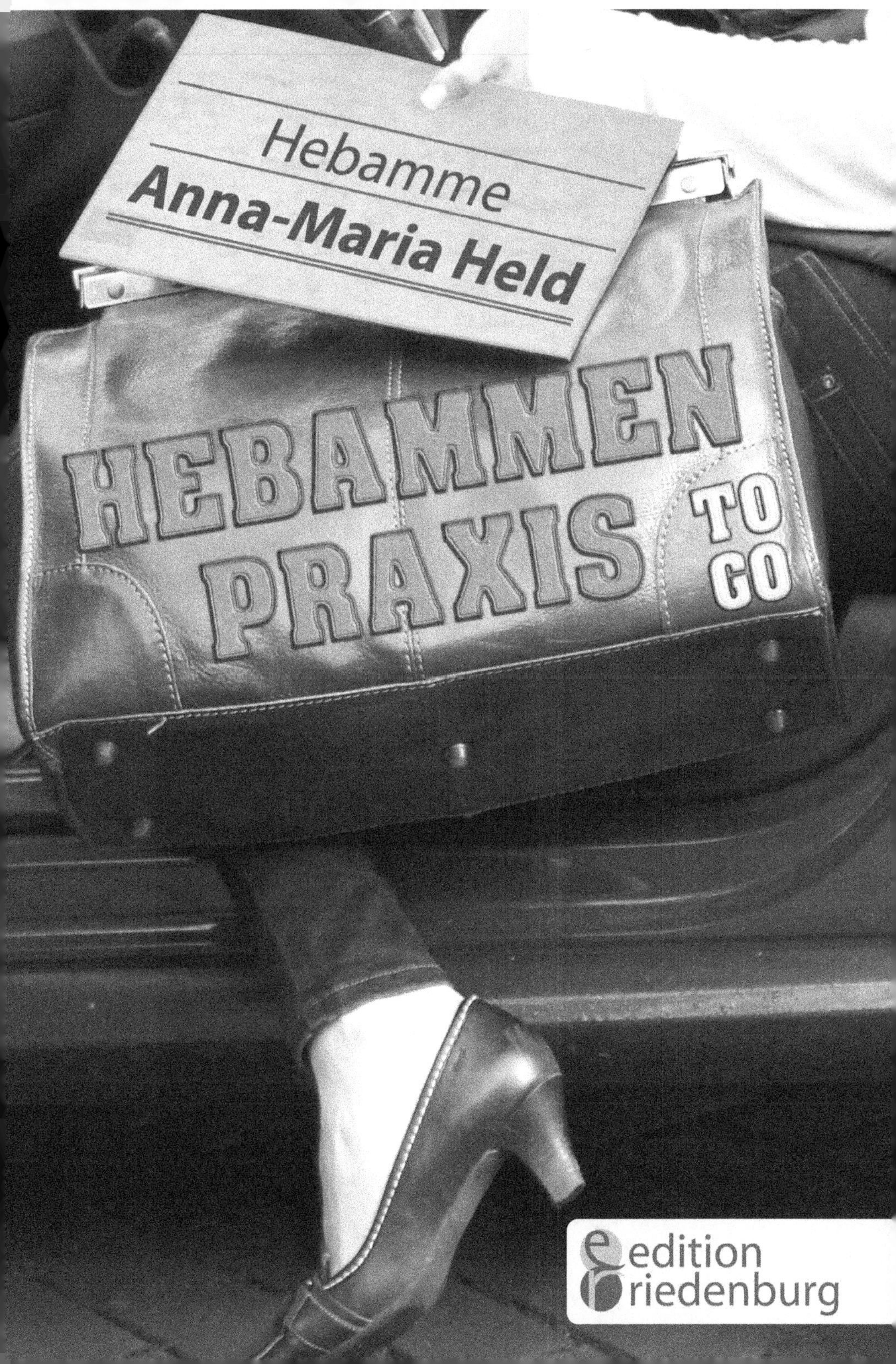
Hebamme
Anna-Maria Held
HEBAMMEN
PRAXIS
TO
GO
edition
riedenburg

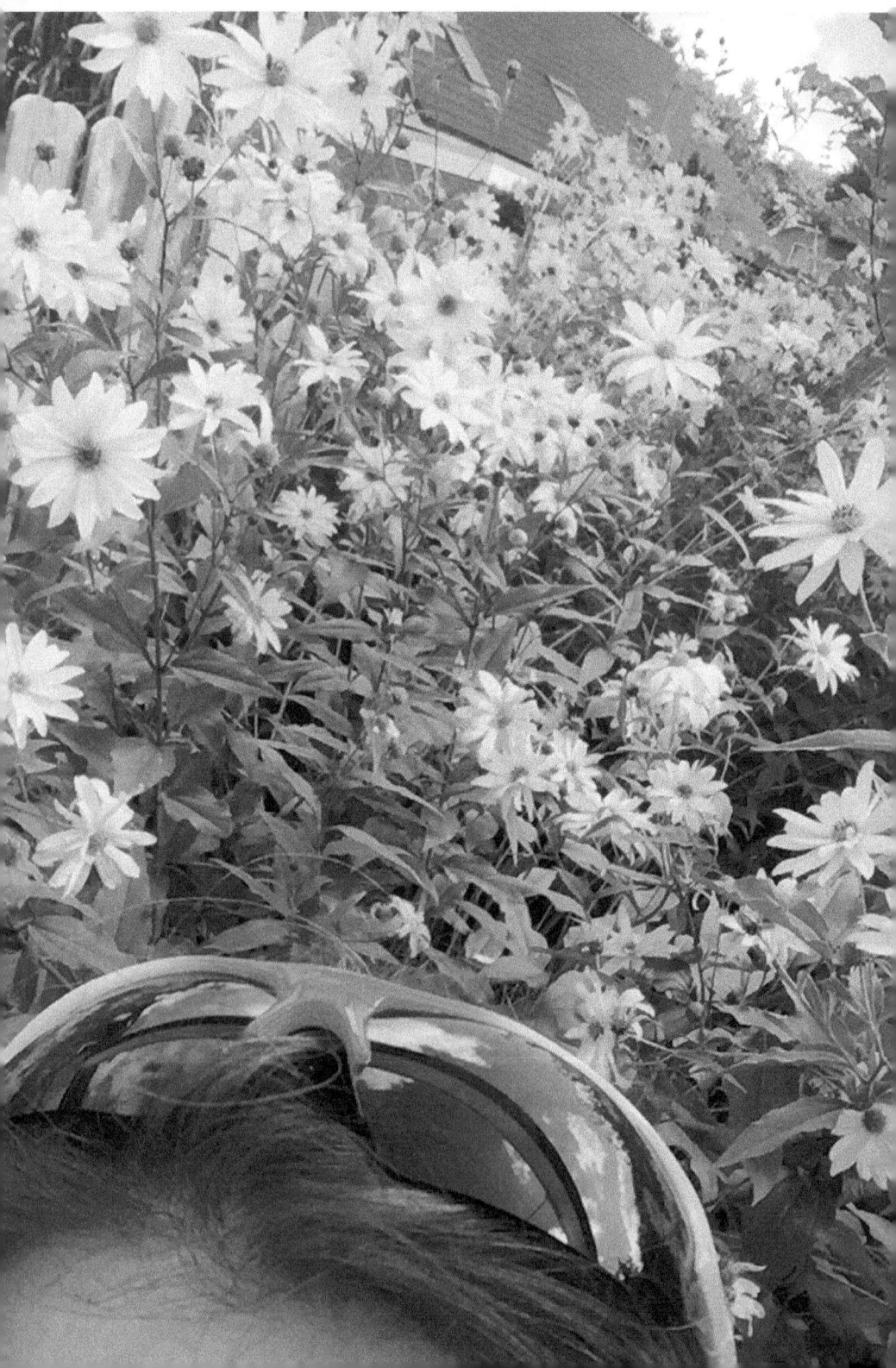

Inhalt

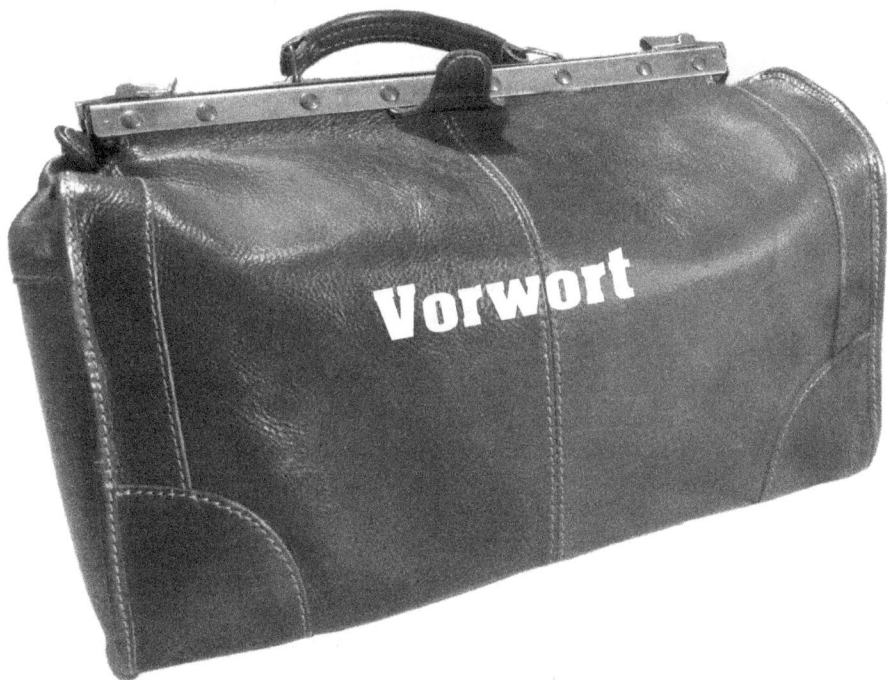

Liebe Schwangere!

Na? Wie war er so? Der Blick auf den positiven Schwangerschafts-test? Gehörst du zu den Frauen, die völlig aus dem Häuschen „Oh Gott! Hurra!!!!! Ich bin schwanger! Ist das toll! Ist das toll! Ist das toll!" schreien? So nach dem Motto „Schrei vor Glück!", du weißt schon, wie bei dem Versandmann, der die Schuhe bringt!

Oder gehörst du zu denen, die zunächst völlig überrumpelt „Oh Gott... Wie konnte DAS denn passieren... Mein Leben ist vorbei..." flüstern?

Unter uns gesagt: Ich persönlich gehöre tatsächlich eher zur letzte-ren Fraktion.

Irgendeine Extremreaktion wird's jedenfalls gewesen sein, denn die Tatsache, dass da ein kleiner Mensch in deinem Bauch heranwächst, die will erstmal begriffen werden.

Ein Baby. Mit einem schlagenden Herzen. Mit einer weißen, reinen Lebensweste.

Und was das Allerschärfste ist: DU bist schon jetzt die Mutter! Ist das nicht der Hammer?

Das Tolle am Muttersein ist der Mutterinstinkt, der dir eigentlich alle Antworten auf deine Fragen gibt. Noch bevor du überhaupt über die Frage nachgedacht hast.

Unter uns gesagt: Du brauchst keinen Ratgeber. Das hier ist, ehrlich gesagt, auch keiner. Das Rad brauche ich für dich nicht neu erfin-den. Ich möchte dir mit diesem Buch nur versichern: Du machst das schon. Und WIE du das machen wirst! Ganz wunderbar höchstwahr-scheinlich. Aber nur dann, wenn du schön auf dich selbst zu hören lernst, auf dein Gefühl vertraust und dich nicht mit Samantha von nebenan, Mette-Marit aus dem Königshaus oder den ganzen Trullas aus diversen, teils erfundenen Foren vergleichst.

Dieses Buch hat ganz bewusst eine allgemeine, prognostisch güns-tige und physiologische Ausrichtung, denn allermeistens klappt ja alles bestens in Bezug auf Schwangerschaft, Geburt und Wochenbett. Du hast hier keinen Ratgeber vorliegen für den Fall, dass z. B. eine Erkrankung der Grund für einen unerfüllten Kinderwunsch ist, oder für andere schwerwiegende Themen. Rat auf einem solchen Gebiet – und das auch noch schriftlich fixiert – zu erteilen, dazu fühle ich mich nicht berufen, das können andere wirklich besser.

Nein, dieses Buch hier ist lediglich eine Art Motivierer, auf sich selbst zu hören, und ein Unterstützer deiner beachtenswerten und wichtigen Gefühle. Es resultiert aus meinen subjektiven Ansichten, die nicht für jeden richtig sein müssen.

Ich habe es für dich als Schwangere geschrieben, die guter Hoffnung ist und einen einfachen, unkomplizierten, undramatischen Blick hinter die Kulissen des Schwangerschaftswaldes erhaschen möchte, den sie vor lauter Bäumen in Form von „gutgemeinten" Ratschlägen und medizinischer Verunsicherung gar nicht mehr richtig sehen kann.

Hinter diesen Kulissen befindet sie sich also:

Meine Hebammenpraxis to go!

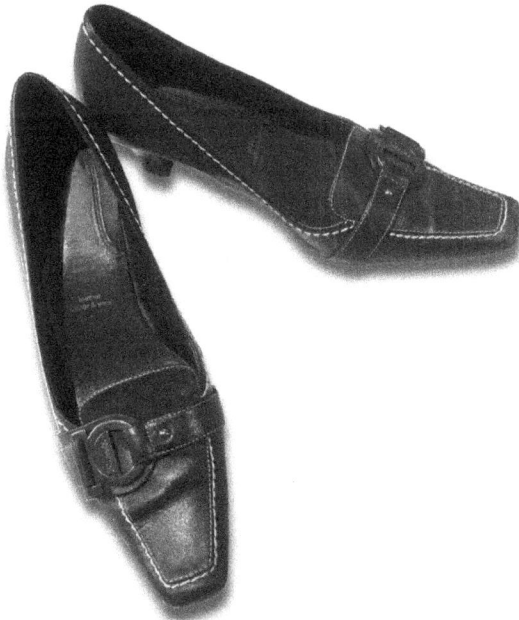

Schwanger werden

Im letzten Sommer aß ich mit meiner Familie beim Italiener und hatte dabei eine super Aussicht auf den Tisch vor uns. An dem saß ein junges, hübsches Pärchen. Beide hatten sich ordentlich aufgerüscht und sahen absolut glückselig aus. Als sich die Frau zur Seite drehte, bemerkte ich, dass sie hochschwanger war. Aha, daher die Glückseligkeit. Ich konnte das echt gut nachfühlen. Vielleicht hatten sie beschlossen: „Los, heute gehen wir noch mal richtig schick essen. Wer weiß, wann wir das wieder so können?" Ach, ganz bestimmt hatten sie das.

Dann kam ein weiteres Pärchen zu ihnen. Ebenfalls jung, hübsch und aufgerüscht. Aber beide schlank. Mann und Frau strahlten vor Glück, als hätten sie soeben im Lotto gewonnen.

Wahrscheinlich hatten sie das erste Pärchen schon lange nicht mehr gesehen. Sie setzten sich zu ihren Freunden an den Tisch und strahlten weiter. Wie die Irren strahlten sie. Die schlanke Frau schob etwas über den Tisch. Etwas Kleines. Die schwangere Frau erblickte es, ihr Mann auch, und sie rissen ihre Münder auf und strahlten ebenfalls. Dann fielen sie sich alle um den Hals. Freudestrahlend. Natürlich.

Dazu mussten sie aufstehen. Zum Glück. Denn so konnte ich sehen, dass auf dem Tisch ein Ultraschallbild lag. Dieses schlanke Pärchen erwartete also ebenfalls ein Baby. Bloß etwas später.

Die spürbare Freude, die in der Luft lag, hat mich noch Tage danach beseelt. Schön war das. Wirklich, einfach zauberhaft.

Ich erinnerte mich: Es gehörte einem wirklich die Welt nach so einem positiven Schwangerschaftstest. Eine eigene kleine Welt, in der alles stimmig und klar war. Diese Welt umgab auch die beiden Pärchen.

Leider aber ist so eine bedingungslose (Mit-)Freude gar nicht mehr so oft zu erleben. Wie schade! Es beginnt nämlich meist damit, dass man sich – wenn man nicht gerade einen Monat lang die Pille „vergisst" oder generell schlampig mit der Verhütung war und dann „unerwartet" schwanger geworden ist – noch vor der eigentlichen Schwangerschaft ordentlich verrückt macht. Zum Beispiel in Internetforen zum Thema „Kinderwunsch". Da holt man sich dann Informationen, wann wohl der zu erwartende Eisprung stattfinden wird und wie man dann mit dem Mann am besten knickknack und so machen muss. Und man erfährt, dass es am günstigsten sei, wenn man nicht – um auf die vermeintliche Nummer Sicher zu gehen – jeden Tag des Zyklus miteinander rumpimpert. Da leidet dann nämlich angeblich die Samenqualität. Aber man darf auch nicht nur am Tag X die aufgestaute Komplettentladung raus lassen. Die Samenqualität leidet dann wohl auch. Und das Allerwichtigste dabei: Abschalten und entspannen! Ja. Das mach' mal nach so viel Input.

Es geht ja oft schon damit los, dass er im Büro eine SMS von ihr erhält: „Heute Mittag. Hier." Klarer Sexbefehl also. Dem beugt er sich brav, denn wann sagt die so was sonst schon mal, und verkündet im Büro, heute Mittag „außer Haus" zu sein. Weil er noch was zu besorgen hat. Oder wem ...

Dann fährt er heim. Sie hat sich entsprechend vorbereitet – rasiert, eingecremt, Zähne geputzt, beim Friseur gewesen, Kuschelrock und Kerzen angemacht, neue Dessous gekauft, aber nicht mehr geschafft zu waschen. Egal, die werden ja sowieso gleich ausgezogen.

Er kaut auf der Rückfahrt noch schnell einen Kaugummi, überlegt sich, während er in die Einfahrt vor dem Haus fährt, was er im Büro nach dem Akt der spontanen Liebe noch erledigen muss und dass er es hoffentlich pünktlich zum Meeting um 13.30 Uhr schaffen wird.

Und jetzt: Kaugummi schnell ins Beet spucken. Ab ins Schlafzimmer. Kuschelrock läuft. (Die CD fand er schon immer saublöd und kitschig, aber er sagt nichts. Nicht, dass sie einen Rückzieher macht.) Kerzen sind an. (Elektrische würde er besser finden. Ungefährlicher. Er sagt aber nichts. Man ahnt schon, warum.)

Die Dessous sehen verführerisch aus. (Aber sie stinken, weil nicht gewaschen. Warum sieht sie nicht einfach aus wie immer?) Die Frisur sitzt (Wie eine mehrstöckige Hochzeitstorte. Warum sieht sie nicht einfach aus wie immer?) Tja und dann geht's auch schon zur Sache.

„Hoffentlich klappt's, hoffentlich klappt's, hoffentlich klappt's", denken beide. So viel zum Kopfausschalten und Entspannen.

Hinterher lagert sie ihr Becken hoch und verharrt (entspannt natürlich) zwei Stunden in dieser Position, damit ... also ... damit auch alles drin bleibt und an Ort und Stelle seinen Dienst tun kann.

Er zieht sich fix an. Fürs Duschen bleibt keine Zeit. Das Meeting wartet. „Ciao" – „Ciao, bis heute Abend." Weg ist er. Gegessen haben beide natürlich nichts.

Das kann geklappt haben, muss aber nicht. Die offizielle Meinung ist die, dass das Unterfangen „Schwanger werden" ein komplettes Jahr bis zum Erfolg in Anspruch nehmen kann und man erst nach Ablauf dieser Zeit weiteren Rat dazu konsultieren sollte.

Ich spreche hier natürlich nicht von dem Mann, der aufgrund einer Krebsoperation keine Hoden mehr hat. Der muss kein Jahr warten, denn seine Hoden werden nicht nachwachsen. Das ist schon klar. Will heißen: Es soll sich hier niemand auf den Schlips getreten fühlen. Ich weiß um diese und jene Fälle, wo das alles von vornherein nicht so einfach, sondern eher aussichtslos war und man sich wirklich etwas einfallen lassen musste.

Der Mann einer Freundin beispielsweise arbeitete vor einigen Jahren für längere Zeit im Ausland und kam nur dann und wann mal vorbei. Natürlich konnte er sich nicht nach ihrem Eisprung richten, und dementsprechend hat die Kuschelei auch erstmal nicht „gefruchtet". Mit der logischen Argumentation zum Thema Zeitfenster kann man aber einer wild entschlossenen Frau nicht kommen. Bereits nach dem ersten missglückten, da eisprunglosen Versuch durfte ich mir von der verzweifelten Frau anhören: „Du hast ja keine Ahnung, wie das ist, wenn man keine Kinder bekommen kann."

Das war früher irgendwie einfacher, weil man nicht so viele Informationen hatte, mit denen man sich bekloppt machen konnte. Da gab's mehr Vertrauen in sich, mehr Gefühl für sich und den Instinkt dafür, dass das alles irgendwie schon werden würde.

Meine Tante zum Beispiel erzählte mir, dass sie ihren Körper so gut kannte, dass sie nie verhüten musste. Sie wusste genau, wann sie schwanger werden konnte, bekam ihr Kind, und das war es.

Die Schwangerschaft

Egal, wie schwierig die Produktion war: Irgendwann hält man ihn dann in Händen: den positiven Schwangerschaftstest.

Mutter und Kind treffen sich auf dem Schwangerschaftstest quasi zum ersten Mal. Die Packungsbeilage des Teststreifens wird noch 10 Mal konsultiert. Die Abbildung der Gebrauchsanweisung wird mindestens 20 Mal mit dem Ergebnisfenster verglichen. Licht an. Immer noch positiv? Ans Fenster halten. Immer noch positiv? – Ja. Positiv. Sind die 25 anderen Schwangerschaftstests, die sich die Frau gekauft hat („Sicher ist sicher!") auch positiv? Ja. Die sind auch alle positiv. ALLE.

Mit einem Wort: Die Frau ist schwanger und hat nun ein süßes Geheimnis.

Es gibt ein Sprichwort, das heißt: „Wenn zwei Leute ein Geheimnis haben, ist es keins mehr."

Daher: Die Nachricht verbreitet sich rasch. Der werdende Vater muss unterrichtet werden. Die beste Freundin. Die Mama. Und die Schwester. Und die zweitbeste Freundin ebenfalls. „Aber sag es nicht weiter!" Man kann sich getrost darauf verlassen, dass es jede weitersagt. Meistens ist das so.

Die schwangere Frau ruft sofort ihren Gynäkologen an und vereinbart einen Termin für eine Ultraschalluntersuchung. Die Enttäuschung ist groß, wenn das Baby dann noch nicht in die Linse winkt, sondern lediglich eine „Fruchtanlage am Rande der Nachweisbarkeit" erkennbar ist.

Und dann kommen sie: die DOs und DON'Ts. Zwischen „Du musst auf jeden Fall das und das machen" und „Du darfst auf gar keinen Fall das und das machen" gibt's nun nichts mehr.

Der Schwangeren wird mit dem sofortigen Tod ihres Babys gedroht, wenn sie nur an Mettbrötchen, Lachs und weichgekochte Frühstückseier denkt. Listeriose, Salmonellose und Toxoplasmose sind tatsächlich nicht ungefährlich. Ganz und gar nicht. Und ich möchte mich auch nicht über die Empfehlung stellen, auf derlei Speisen zu verzichten. Aber eines möchte ich in den Raum werfen, für den Fall, dass man versehentlich doch zu dicht an einem Mettbrötchen vorbeigegangen ist und sich nun fragen muss, ob man sein Kind eigentlich umbringen möchte: Wenn man sich in all den Jahren trotz exzessiven Mett-, Lachs-, und Eikonsums weder mit Listerien noch mit Salmonellen noch mit Toxoplasma infiziert hat, wie hoch ist dann wohl die statistische Wahrscheinlichkeit, dass eine solche Infektion innerhalb von neun Monaten entsteht?

Wenn du dich neuerdings gern vom Inhalt des Katzenklos ernährst, stehen die Chancen natürlich schon etwas besser. Sieh daher einfach davon ab.

Ich hoffe, ich konnte die Dramatik etwas entschärfen.

Das Gefühl

„Sie sind schwanger. Gute Besserung, das wird schon wieder. Hier ist Ihr Mutterpass."

Ich habe das Gefühl, dass viele Schwangere genau SO aus der Gynäkologenpraxis wiederkommen, in die sie in der Hoffnung auf ein zauberhaftes Ultraschallbild gepilgert sind. Der eigene Mutterinstinkt, das eigene Gefühl und die Zuversicht, dass schon alles gut werde ... alles hinfort. Wahrscheinlich in der Praxis abgegeben. Weg, auf Nimmerwiedersehen. Weil statistisch jede Schwangere einen Mangel an irgendetwas hat, gibt's erstmal diverse – teure – Nahrungsergänzungsmittel und Untersuchungen.

Der Vegetarierin wird also dringend empfohlen, mindestens fünfmal täglich Fleisch zu essen, und die 35-jährige Erstgebärende wird zur wöchentlichen engmaschigen Ultraschallkontrolle gebeten. „Nicht, dass noch was mit dem Kind ist." – Überspitzt gesagt.

Aber ganz ernsthaft: Der Schwangeren, die eine Hausgeburt anstrebt, wird nahegelegt, „sich das noch mal ganz genau zu überlegen, denn da kann ja so viel passieren". Und Vorsorgen durch die Hebamme machen lassen? „Ausgeschlossen. Das ist hier nicht üblich. Da gibt's gar keine Diskussion. Die Hebamme darf gern mal den Blutdruck bei Ihnen messen und Ihnen irgendwelche Kügelchen geben, wenn Sie Sodbrennen haben, aber das hier ist Arztsache. Das müssen wir schon im Blick haben."

Bevor ich mich jetzt in Rage zitiere und gleich hyperventiliere, möchte ich auf Folgendes hinweisen: Die Schwangerenvorsorgen von Hebammen und Gynäkologen sind qualitativ als „gleichwertig" zu betrachten. Nachzulesen im Sozialgesetzbuch V. Und trotzdem glauben viele Gynäkologen – und die -innen auch, die meine ich sowieso immer gleichzeitig –, dass nur sie alleine imstande sind, einen fachmännischen Blick auf Mutter und Kind zu werfen. Mutterinstinkt? Na, der hat doch nichts zu sagen ... Instinkt kann schließlich weder Zahlen noch Fakten noch Ultraschall vorweisen. So ein Gefühl ist doch nichts Greifbares!

Der Mutterpass übrigens ... Ja, den gibt es auch. Ausgestellt auf die Schwangere, die ihn immer bei sich tragen muss. Immer! Vielleicht wird es ihn bald als implantierbaren Chip geben. („Und? Warst du schon beim Chippen?" – „Nee. Ich muss noch.") Die gechippte Schwangere wird dann bei jedem Arztbesuch abgepiepst. Wehe, da gibt's mal Serverprobleme. Sieht dann zappenduster aus. Kann man dann direkt absagen, den Termin.

Utopisch, die Chipidee? Gar nicht. Die Schwangere weiß meistens sowieso nicht, was in ihrem Mutterpass so drin steht. Wird ihr in den seltensten Fällen in der Praxis erzählt. Es sei denn, die Hebamme stellt den Pass aus. Da hat die Frau dann mehr Glück. Egal, was vom Arzt hineingeschrieben wird, es ist unlesbar. Falls doch lesbar, dann ist es leider unverständlich. Die heilige Schrift.

Eine Schwangere fragte mich neulich während einer Vorsorgeuntersuchung: „Und der Arzt hat nichts dagegen, dass Sie da auch etwas hineinschreiben?" Ich hätte antworten müssen: „Ich hab auch nichts dagegen, dass der Arzt was reinkritzelt." Aber auf so was kommt man ja leider immer erst hinterher.

Neulich habe ich in der Broschüre einer Gynäkologenpraxis Folgendes gelesen: „In der 15. Schwangerschaftswoche wird durch unsere Gynäkologin eine Ultraschalluntersuchung durchgeführt. Während dieses Termins bestätigen wir Ihnen, dass Ihr Kind wohlauf ist." Hallo? Sind die Gott oder was?

Es ist ein trauriges Thema, aber jeder weiß, dass es Fehlgeburten gibt. Selbst Frauen, die in die besagte Gynäkologenpraxis gegangen sind, haben ihr Kind verloren. Wie gut, dass diese Praxis das kindliche Wohlbefinden schon in ihrer Broschüre bestätigt! In Amerika hätten die betroffenen Frauen wohl sehr erfolgversprechend eine Millionenklage einreichen können, auch wenn es ihnen ihre Kinder nicht zurückgebracht hätte.

Genau diese Gynäkologin war es übrigens, die einer Frau, die sich weigerte, eine Untersuchung vornehmen zu lassen, sagte: „Ich bin eine Institution. Und deswegen machen Sie das, was ich Ihnen sage."

Folgende Fragestellung muss sich jedem klar denkenden Menschen spätestens hier aufdrängen: Wie, um Himmels willen, hat das alles damals geklappt mit Schwangersein, dem Kinderkriegen und so weiter? Damals, in der Steinzeit zum Beispiel? Wie konnte das bloß gehen?

Die Antwort ist simpel: Sehr gut ging das! Offensichtlich! Es ist uns ja gelungen, uns in mehr als ausreichender Anzahl fortzupflanzen und nun hier zu stehen. Die schwangere Steinzeitfrau hatte übrigens auch keinen Schwangerschaftstest mit digitaler Anzeige, auf der „schwanger" bzw. „nicht schwanger" zu lesen war. Sie hatte schlicht und einfach ihr Gefühl. Das hat ihr das dann gesagt. Dieses gute Gefühl durfte sie zum Glück auch behalten, denn es gab niemanden, der ihr sagte: „Gib mir dein Gefühl mal schön her und hör lieber auf mich, ich werde dich jetzt richtig beraten." (und damit in den Wahnsinn treiben)!

Nein, sie, die schwangere Steinzeitfrau, durfte ganz einfach schwanger sein. Ohne dass jemand den mutmaßlichen Entbindungstermin in ihren Mutterpass schrieb oder auf ihren Chip programmierte. Piepspieps. Da gab's keinen fixen Zeitpunkt, auf den hingearbeitet wurde. Die schwangere Steinzeitfrau genoss den Moment, hörte auf sich und ihr Ungeborenes und verließ sich darauf, dass alles so kommen würde, wie es sollte.

Die schwangere Steinzeitfrau aß ganz gemütlich das, was ihr schmeckte. Sie fegte weiterhin die Höhle ihrer Steinzeitfamilie aus, und ganz ungestört knüpfte sie ein Band zum Steinzeitbaby in ihrem Bauch. Die Familie um sie herum spürte, dass die schwangere

Steinzeitfrau „in anderen Umständen" war. Man achtete auf sie, hielt Abstand und rückte ihr nicht allzu sehr auf die Pelle.

Ende der 20ger oder Anfang der 30ger Schwangerschaftswochen, als das ungeborene Steinzeitbaby so einen Wachstumsschub hinlegte, dass die Gebärmutter nicht ganz mit dem Wachstum hinterherkam, machte die schwangere Steinzeitfrau einfach mal eine Pause und fegte die Höhle eine Zeitlang nicht aus. Sie legte sich ein paar Tage gemütlich auf ihr Lager oder ans Feuer oder hielt ihren Bauch in die Sonne. Ohne UV-Blocker. Niemand warf ihr die Reisigbündel vor die Füße und erwartete von ihr, dass sie die Höhle, wie gewohnt, weiter ausfegte.

Ihre Steinzeitfamilie versorgte sie stattdessen liebevoll, während die schwangere Steinzeitfrau sich ausruhte, denn ihr Körper war jetzt erstmal damit beschäftigt, einiges an Gebärmuttermuskelwachstum nachzulegen. Das war recht anstrengend, weil damals wie heute der schwangere Bauch immer mal wieder hart wurde. Ein Grund, sich ganz gemütlich hinzulegen.

Nach ein, zwei Wochen fühlte sich die schwangere Steinzeitfrau deutlich ausgeruhter, fegte wieder die Höhle aus und streichelte weiterhin ihren schwangeren Bauch. Das ungeborene Steinzeitbaby bewegte sich immer mehr und hatte sogar Schluckauf. Mutter und Kind lernten sich ganz ungestört besser kennen. Und dann, nach ungefähr 40 Wochen, vielleicht ein bis zwei Wochen vorher, vielleicht auch ein bis zwei Wochen später, brachte die schwangere Steinzeitfrau ihr Kind höchstpersönlich auf die Welt. Alle, die dabei sein durften, unterstützten sie in dem, was sie brauchte. Und das, was sie brauchte, bestimmte die gebärende Steinzeitfrau selbst. Denn wer wusste es besser?

So ging das also.

In meiner verklärten, romantischen Vorstellung habe ich zwar nicht erwähnt, aber natürlich auch nicht vergessen, dass so eine Geburt auch tragische Wege nehmen konnte und noch immer kann. Es gibt Situationen, in denen man nichts retten kann. Auch in der Klinik nicht. Nirgendwo.

Dennoch: Wenn wir uns angucken, dass der Mensch irgendwann so gut wie die ganze Erde „erobert" hat, muss es ja schon immer so gewesen sein, dass Geburten unterm Strich deutlich häufiger optimal ausgegangen sind als nicht. Der Mensch ist ja keine Fehlkonstruktion. Er ist vielmehr darauf ausgelegt, dass alles gut klappt. Und genau dieses Ursprungsgefühl und das Wissen um den guten Ausgang haben sich in den letzten Jahren ziemlich verflüchtigt.

Wir Hebammen sind in gewisser Art und Weise als Motivationstrainer unterwegs und erzählen „unseren" Frauen immer wieder das Gleiche: „Hör auf dein Gefühl, es sagt dir das Richtige. Dafür ist es nämlich da." Erschreckenderweise ist es mittlerweile etwas Besonderes, wenn ich zufrieden beobachte, dass diese und jene Frau das schon weiß.

Als ich mit meinen Kindern schwanger war, hatte ich einen ziemlich coolen Gynäkologen. Der war mit einem trockenen Humor gesegnet, der so manche Frau, die das nicht verstand, direkt aus der Praxis getrieben hatte. Ich fand ihn klasse. Allerdings war er kein Arzt, an dessen Schulter man sich ausweinen konnte.

„Gibt es noch etwas zu besprechen?", fragte er mich in Selmas Schwangerschaft nach einer gynäkologischen Vorsorgeuntersuchung, die übrigens immer nach Minimalprinzip verlief. Mein Gynäkologe sah mich nicht permanent unten ohne. Eigentlich fast nie. „Ja. Um ehrlich zu sein, habe ich große Angst vor dieser Geburt", antwortete ich. Da schaute er mich an und fragte: „Haben Sie nicht eine Hebamme, mit der Sie darüber sprechen können? Die kümmert sich doch sicher um so was."

Und ja, die hatte ich. Großartig war die!

So toll kann's nämlich laufen, wenn man auch während der Vorsorge eine hat!

Melanie zur Vorsorge bei der Hebamme – ein Tatsachenbericht

Der Termin wurde zwar für 12 Uhr vereinbart, eine akademische Viertelstunde ist aber meist drin. Dafür parkt die Hebamme kurz im absoluten Halteverbot. Naja, macht nichts.

Die Hebamme klingelt. „Dingdong"

„Ja bitte?", fragt es durch die Gegensprechanlage.

Die Hebamme antwortet, dass sie es ist, und wuchtet sich und ihre Tasche in den fünften Stock des Mehrfamilienhauses. Natürlich gibt's keinen Fahrstuhl. Und die Schwangere wohnt ganz oben. Das ist aber kein Problem, denn die Hebamme war heute schon in vier anderen Mehrfamilienhäusern. Natürlich auch ganz oben jeweils. Hebammen sind heimliche Sportskanonen! Und was für welche!

Die Schwangere öffnet glücklich die Tür, sie sieht mittlerweile so schön schwanger aus, dass man differenzialdiagnostisch nicht mehr an Verstopfung denken muss. Schuhe ausziehen und dann ab ins Wohnzimmer oder in die Küche. Je nachdem.

„Kaffee?"

„Nö, danke."

„Ist aber gerade einer fertig!"

„Na dann. Okay, gern!" – Gott sei Dank, Kaffee.

„Wie geht's dir? Was gibt's Neues?", fragt die Hebamme.

„Ich hab ein bisschen Sodbrennen", sagt die Schwangere. „Aber sonst ist alles klasse."

Die Hebamme bietet Akupunktur an.

„Gern."

„Dann einmal Beine frei machen", bittet die Hebamme die Schwangere.

Piekspieks, die Nadeln sitzen.

Bei der Gelegenheit sieht die Hebamme, dass die Schwangere zwar keine Wassereinlagerungen hat, dass die Krampfader in der linken Kniekehle aber schon etwas deutlicher zu sehen ist. Die Hebamme empfiehlt der Schwangeren deshalb eine Hamamelissalbe und etwas Kühlung.

Dann erfolgt der Blick in den Mutterpass: Letztes Mal war die Schwangere nämlich zur dritten großen Ultraschalluntersuchung bei ihrer Gynäkologin. Mal gucken, was so drinsteht. Alles unauffällig. Die Zusammenarbeit zwischen Gynäkologin und Hebamme klappt gut. Beide kennen ihre Aufgabenfelder. Die Hebamme weiß, dass sie die Schwangere zur Abklärung von Auffälligkeiten zur Gynäkologin schicken kann, und die Gynäkologin weiß, dass die Welt nicht untergeht, wenn die katzenlose Frau nicht auf Toxoplasmose getestet wurde, weil sie ihr Geld nicht loswerden möchte.

Datum, Schwangerschaftswoche, Blutdruck, Gewicht und ein „+" bei Kindsbewegungen hat die Schwangere heute bereits selbst in den Mutterpass eingetragen.

Die Hebamme tastet den Bauch der Schwangeren ab: „Hier, guck mal, hier ist der Rücken, fühl mal", meint sie begeistert zur Schwangeren. Die ist dann auch begeistert. Anschließend vermisst die Hebamme den Bauch der Schwangeren mit dem Maßband und findet, dass der ein kleines bisschen groß für die momentane Schwangerschaftswoche ist.

„Verstopfung?", fragt sie.

„Ja, seit einer Woche schon", antwortet die Frau.

„Dann passt das", meint die Hebamme und hängt noch eine kleine Ernährungsberatung hinten dran.

Anschließend hört die Hebamme die Herztöne des Babys ab, und die Frau freut sich, dass sie die auch hören kann.

Während die Nadeln 20 Minuten in den Beinen der Frau verharren, trägt die Hebamme den Rest der Daten in den Mutterpass und die eigene Dokumentation ein. Die Schwangere ist ein bisschen aufgeregt und fragt noch mal, was sie alles zur Geburt in den Kreißsaal, in dem sie sich letzte Woche angemeldet hat, mitnehmen soll. Die Hebamme bespricht das mit der Frau und sagt ihr, dass sie ihr Kind auch dann bekommen darf, wenn sie ihre komplette Tasche zu Hause vergessen haben sollte.

Die Nadeln werden herausgezogen und die Schwangere wird mit Pipibecher und Urinstix aufs Klo geschickt. Nach ein paar Minuten kommt sie mit dem Pipistreifen wieder. Der sieht picobello aus. Die Hebamme trägt das Ergebnis in den Mutterpass ein.

„Was kann ich noch für dich tun?"

„Nichts, alles super!"

Nach rund 45 Minuten bei der Frau verlässt die Hebamme die Wohnung, und weiter geht's.

Sehen wir uns nun an, wie die Schwangerschaftsvorsorge andernorts aussehen könnte.

Marisa zur Vorsorge beim Gynäkologen – ein Tatsachenbericht

Die Schwangere betritt die Gynäkologenpraxis. Sie muss ihren Mutterpass am Empfang abgeben. 12 Uhr ist Termin, bis dahin soll sie sich noch ins Wartezimmer setzen. Das Zimmer macht seinem Namen alle Ehre, und die Schwangere ist schon um 14 Uhr dran.

Sie wird zuerst aufs Klo geschickt.

Dann soll sie in einem anderen Zimmer Platz nehmen. Ihr Blutdruck wird gemessen. Sie ist etwas aufgeregt, denn eigentlich hätte sie um 13.30 Uhr noch einen anderen Termin gehabt, aber sie musste hier noch warten. Ihr Blutdruck ist dadurch leicht erhöht. Das wird im Mutterpass eingetragen und sofort gelb angemarkert. Da muss noch mit dem Arzt drüber gesprochen werden.

Die Schwangere soll sich auf die Waage stellen. Das Gewicht wird von der Arzthelferin abgelesen. Nicht, dass die Schwangere was Leichteres angibt, als draufsteht.

Dann soll die Schwangere bitte im Untersuchungszimmer des Arztes Platz nehmen. „Tag", sagt er.

„Hallo", antwortet sie.

„Wie geht's uns heute?", fragt der Arzt, ohne den Blick von seinem Bildschirm abzuwenden.

„Ich habe etwas Sodbrennen. Gibt es da etwas dagegen?", fragt die Schwangere leicht nervös.

„Ach, das ist nichts Schlimmes", antwortet der Arzt. „Das gehört dazu. Da kann man nichts machen." Er fährt mit seinem Drehhocker in Richtung Untersuchungsliege.

„Dann gucken wir mal", sagt er, während er der Frau bedeutet, sich hinzulegen und den Bauch freizumachen.

Flatschflatsch, ein Berg kaltes Ultraschallgel landet auf dem Bauch der Schwangeren. Der Schallkopf verteilt das Gel auf der Haut, und der Arzt blickt währenddessen auf den Monitor. „Sieht alles gut aus", sagt er, während er den Schallkopf abwischt und der Frau eine Rolle Küchenkrepp reicht. Surrsurr macht der Drucker des Ultraschallgeräts.

„Einmal untenrum freimachen und auf dem Stuhl dort Platz nehmen, bitte", meint der Arzt dann und fährt mit seinem Drehhocker zum Gynstuhl.

Die Schwangere starrt an die Decke. Schnockschnock, der Untersuchungshandschuh wird angezogen. „Kommen Sie ruhig noch mehr in meine Richtung", weist der Arzt die Frau an, schon fast mit dem Kopf zwischen den Beinen der Schwangeren. Finger rein. „Ganz locker." Klar. Gern. Wühlwühlpopelpopel. Flup. Finger raus. Fertig.

„Sie können sich wieder anziehen."

„Also, das mit dem Blutdruck ist schon so ‚ne Sache", findet der Arzt und verkündet: „Die Damen vorne nehmen Ihnen jetzt noch mal Blut ab, damit wir da keine Schwangerschaftsvergiftung übersehen. Und mit der Krampfader da an Ihrem Bein, da müssen wir auch mal gucken. Hier haben Sie ein Rezept für Thrombosestrümpfe, die werden jetzt immer schön angezogen. Was anderes kann man da jetzt auch nicht machen. Achten Sie übrigens auch mal auf Ihre Gewichtszunahme. Sie haben schon beachtlich zugelegt. Wir sollten uns mal über einen weiteren Zuckertest unterhalten. Und wir sehen uns nun alle zwei Wochen zum CTG." Schluck. „Die Damen vorne geben Ihnen die Termine. Bis dann. Einen schönen Tag noch."

„Die Damen vorne" geben der Schwangeren den aktualisierten Mutterpass zurück und tragen die neuen Termine ein.

Nach über drei Stunden verlässt die Schwangere die Praxis und hat nun Angst, eine Schwangerschaftsvergiftung, eine Thrombose und Schwangerschaftszucker zu haben. Und natürlich viel zu fett zu sein.

Naja, immerhin gab's heute wieder ein Bild. Die Schwangere hat ja die günstige Ultraschallflat um 150 Euro gebucht. Einmal zahlen, immer kriegen.

Und, liebe Schwangere, bei wem fandest du es schöner? Auf welche Weise soll deine Schwangerschaftsvorsorge ablaufen? Du hast die Wahl und kannst frei entscheiden.

Baby-TV und andere Angebote

Diese Ultraschallflatrate ist übrigens ein Fluch, finde ich persönlich. „Ich gehe morgen wieder zum Gynäkologen. Baby gucken", höre ich oft. Was ist mit „Baby spüren"? Ich habe manchmal den Eindruck, dass „Baby gucken" als ein Date mit dem Ungeborenen angesehen wird. Dass es sich aber die ganze Zeit im mütterlichen Bauch befindet und dort präsenter als auf jedem Ultraschallbild ist, wird von vielen Schwangeren gar nicht so empfunden.

Eine Schwangere, die bereits ein Kind verloren hat und nun wahnsinnig ängstlich ist, die freut sich natürlich über jeden visuellen Beweis für die momentane Vitalität ihres Kindes, das kann ich schon verstehen. Pauschal sehe ich diese „Baby-TV"-Angebote aber wirklich sehr kritisch. Nicht nur, weil keiner wirklich weiß, wie das Baby das aktuelle Fernsehprogramm so findet.

Darüber hinaus gibt's ja noch weitere Untersuchungsangebote vom Gyn. Die werden als lebensnotwendig angepriesen, kosten ordentlich Geld – und zählen trotzdem nicht zur medizinischen Grundversorgung. Wie alles, was mit Hochzeit, Geburt und Tod zu tun hat. Mit den Meilensteinen des Lebens.

Eine Untersuchung, die zeigt, ob das Kind eine Behinderung namens Trisomie 21 oder andere Chromosomenanomalien hat, wird immer häufiger angeraten. Auch ohne entsprechende familiäre Vorbelastung. Die meisten Schwangeren lassen diese Untersuchungen auch vornehmen, denn „Man will ja wissen, dass alles gut ist, oder?" Nicht, ob. Nur, dass.

Das Problem ist aber folgendes: Welche Konsequenz hat ein unerwartetes Ergebnis? Wird die Schwangerschaft abgebrochen? Wird sie ausgetragen? Wer will das entscheiden? Natürlich müssen das die Eltern entscheiden. Und das ist unglaublich schwierig.

Und wie zuverlässig sind diese Untersuchungen überhaupt? Die Nackenfaltenmessung, mit der man ein Kind hinsichtlich des Verdachts auf Trisomie 21 untersucht, hat eine Ergebnissicherheit von 70 Prozent, habe ich mal gelernt. „Sicherheit" möchte ich daher in diesem Fall in große Anführungsstriche setzen. Und Blutwerte, die die Wahrscheinlichkeit, dass ein Kind Trisomie 13 oder 18 hat, auf 1:40 beziffern, können auch aus einer kleinen, schlecht durchbluteten Plazenta resultieren.

Das Thema Pränataldiagnostik sollte also sehr vorsichtig gehandhabt werden. Wirklich sehr. Nur die wenigsten Paare machen sich ernsthaft Gedanken darüber, was denn wirklich wäre, wenn das oder das bei der Untersuchung herauskommt. In dem Moment, in dem der Gynäkologe den werdenden Eltern erklärt, dass es da etwas zu besprechen gibt, wird dann plötzlich alles aufgewirbelt. Auch die Liebe zum ungeborenen Kind.

Daher solltest du dir darüber im Klaren sein, dass eine Untersuchung, die nicht so ausfällt, wie du dir das wünschst, eine Konsequenz nach sich zieht. Zumindest in Form der Frage: „Was geschieht nun?" Die Antwort auf diese Frage kann weitreichender sein, als du dir das vielleicht gerade vorstellen kannst.

Kleiner Schwangerschaftsknigge für Freundinnen

Es passiert höchst selten, dass eine Schwangere von einer anderen Frau mit den Worten „Gut siehst du aus!" begrüßt wird. Achte mal drauf. Meist hört man stattdessen Folgendes: „Ist das normal, dass der Bauch jetzt schon so groß ist? Hast du dir schon mal darüber

Gedanken gemacht, ob du nicht lieber per Kaiserschnitt entbinden willst? Das Kind reißt dir sonst noch alles auf da unten. Alles! War bei Marita auch so. Die hatte dann erstmal nen künstlichen Darmausgang. Überleg dir das mal lieber."

Oder: „Na, DER ist aber SEHR klein, der Bauch. Also der von Samantha, der war ja auch so klein, und bei der Geburt haben die dann festgestellt, dass das Kind mangelernährt war. Der ist ja heute noch so spiddelig, der Kevin."

Oder: „Boah, Du hast aber voll viele Pickel gekriegt! Hast du ne Schwangerschaftsvergiftung oder was? Bekommt dir die Schwangerschaft nicht so?"

Ich könnte ein komplettes Buch mit solchen Weisheiten füllen. Ehrlich. Unterm Strich würde in meinem Schwangerschaftsknigge dieser Rat rauskommen: Sag als Freundin der Schwangeren einfach nur: „Gut siehst du aus!" Und belasse es dabei. Sobald es um die Beurteilung von Bauchgröße, Hautveränderungen und ähnlichen Äußerlichkeiten geht, kannst du nur verlieren.

Vergleiche und Kritik (egal, ob so gemeint oder nicht) an einer Schwangeren sind ähnlich erwünscht, wie wenn man einen Mann fragt: „Ist das normal, dass dein Penis in der Hose so klein aussieht? Kann man damit überhaupt was anfangen? Also mein Kollege, der hat so ,ne Penispumpe, vielleicht brauchst du die ja auch." Deine schwangere Freundin wird sich schon an dich wenden, wenn sie einen Rat möchte und wenn sie findet, dass du ihr einen Rat geben kannst.

FAQ Geburtsvorbereitung

Am Anfang eines jeden Geburtsvorbereitungskurses, und zwar ungefähr nachdem die obligatorische Vorstellungsrunde vorbei ist, kommen sie geballt. Die FAQs. Und es sind eigentlich in jedem Kurs so ziemlich die gleichen. Sie beginnen mit: „Stimmt es eigentlich, dass ...?"

„Stimmt es eigentlich, dass ich nicht mehr auf dem Rücken bzw. auf der rechten Seite liegen darf?"

Diese Empfehlung beruht darauf, dass die sogenannte untere Hohlvene, die zum mütterlichen Herzen führt, durch das Gewicht des Kindes abgeklemmt werden könnte. Das wiederum könnte zu mütterlichen Kreislaufbeschwerden führen und somit auch zur Sauerstoffunterversorgung des Kindes. Das stimmt schon.

ABER: Das betrifft noch lange nicht jede Frau. Und erst recht nicht in der Frühschwangerschaft. Wie auch? Da ist ja jeder überfressene Magen prädestinierter, diese Vene abzuklemmen.

Mal ganz logisch gefragt: Hat es je eine Schlagzeile darüber gegeben, dass eine Schwangere morgens nicht mehr aufgewacht sei, weil sie versehentlich auf dem Rücken bzw. auf der rechten Seite eingeschlafen war? Ich erinnere mich an keine diesbezügliche Meldung.

Und überhaupt ist es so, dass der Körper ja nicht blöd ist. Selbst im Schlaf reagiert er auf so einiges. Angenommen, das Kind liegt wirklich auf der unteren Hohlvene, dann würde einem automatisch schlecht werden. Man würde dadurch kurz wach werden und sich ganz von selbst umdrehen.

Darauf kann man sich ganz getrost verlassen und sich deshalb so ins Bett kuscheln, wie man das als angenehm empfindet. Auch, wenn man schwanger ist.

„Stimmt es eigentlich, dass ich nicht mehr auf dem Bauch schlafen darf?"

Da bräuchte es ein wenig mehr, um ein Ungeborenes zu zerdrücken.

Das Ungeborene, egal, wie klein oder groß es bereits ist, wird geschützt durch folgende Schichten: Bauchfett der Mutter (Auch die schlankste Frau hat davon etwas, man mag es gar nicht glauben, ich weiß ...), Gebärmuttermuskel, die zwei Schichten der Fruchtblase und das Fruchtwasser.

Die Schwangere würde sich automatisch aus der Bauchlage wegdrehen, wenn das Kind dadurch in Gefahr gebracht würde. Denn dann merkt sie es zuerst. Ihr wird nämlich ziemlich übel.

"Stimmt es eigentlich, dass ich keine Rücken- oder Fußmassagen mehr erhalten darf?"

Vorzeitige Wehen und daraus resultierende Früh- oder sogar Fehlgeburten sind die große Befürchtung bei solchen Massagen.

Bestimmte Rücken- oder Fußmassagetechniken können durchaus Wehen begünstigen. Aber in den allerseltensten Fällen sind diese Wehen dann wirklich relevant.

Was die Fußsohle angeht, gibt's dort sowieso schon mal überhaupt gar keine Punkte, die Wehen auslösen können. Wie könnte die Schwangere sonst gefahrlos zu Fuß irgendwo lang spazieren? Das ginge doch dann gar nicht mehr.

An der Fußinnenseite unterhalb des Knöchels liegt der Reflexpunkt für die Gebärmutter. Wer also auf Nummer Sicher gehen möchte, meidet den einfach beim Massieren.

Ich habe aber noch keine Wöchnerin besucht, die mir erzählt hätte: "Blöderweise ist mein Kind sechs Wochen zu früh bekommen. Hätte ich mal lieber auf die Fußmassage verzichtet." Es ist ja auch so: Wenn das mit dem Geburtmachen durch Fußmassage so einfach ginge, dann könnten wohl alle Abtreibungskliniken zumachen, und Geburtseinleitungen bräuchte man auch nicht mehr.

Gleiches gilt übrigens für den Verzehr von Zimt oder so. Was ich für böse Blicke geerntet habe, als ich während meiner Schwangerschaften Zimtsterne aß! Ich bin trotzdem mit beiden Kindern über den errechneten Termin gegangen.

Alles, was gut tut, ist erlaubt. Das ist das ganz allgemeine Credo.

Lass aber bitte jedenfalls die Finger vom sogenannten "Hebammencocktail" mit Rizinus-Öl. Der kann üble Folgen für dich und dein Kind haben, weil Rizinus tatsächlich Vergiftungserscheinungen auslöst. Der Durchfall, den man meist nach der Einnahme des Rizinus-Öls hat, kann deinen Kreislauf sehr belasten und somit auch den deines Kindes.

„Stimmt es eigentlich, dass man in der Schwangerschaft keinen Sex haben darf, weil das Kind sonst zu früh kommen könnte?"

Diese Frage hat mir mal ein werdender, sehr besorgter Vater gestellt. „Bei uns geht da nämlich immer so richtig die Post ab." – Ah ja. Das freut mich. – Die Sexpost darf natürlich gern weiter abgehen.

Schwangere, die tatsächlich unter einer sogenannten Zervixinsuffizienz leiden (das heißt, dass sich der Gebärmutterhals zu früh zu stark erweicht und eine Frühgeburt droht), die sollten wohl wirklich auf Sex verzichten. Die meisten von ihnen haben dann aber auch kein wirkliches Verlangen danach, weil der Körper ihnen das unterbewusst signalisiert.

Alle anderen Schwangeren mit Sexlust dürfen das tun, wonach ihnen ist. Sex und Orgasmen regen übriges die Durchblutung an. Und mehr Durchblutung bedeutet mehr Sauerstoff für Mutterkuchen und Kind. Ist doch super! Und überhaupt: Schwangerschaftsabbruch durch Sex? Das wäre wieder mal zu einfach.

Es ist tatsächlich so, dass im Sperma sogenannte Prostaglandine enthalten sind, die auch bei der Geburtseinleitung zum Einsatz kommen. Man kann sich aber darauf verlassen, dass durch Original-Sperma bei einer intakten Schwangerschaft nichts passiert, weil hier die Konzentration der Prostaglandine viel zu gering ist. Im geburtshilflichen, klinischen Einsatz wird eine sehr viel höhere und somit tatsächlich wehenauslösende Dosis eingesetzt. Da müsste es sich also schon um eine Jahresladung Sperma auf einmal handeln, grob geschätzt.

Das eigentliche Problem haben erfahrungsgemäß aber die Männer. Die möchten das nicht so gern, dass das Kind durch deren „Mordsapparat" am Kopf gekratzt wird. Zu diesem Thema zeige ich im Geburtsvorbereitungskurs immer sehr gerne eine anatomische Zeichnung, auf der zu sehen ist, dass das beste Stück teleskopartig und eichelkrüppelig aussehen müsste, um auch nur in die Nähe des Kindes zu kommen. Ich gehe einfach mal davon aus, dass nur die wenigsten Männer von dieser anatomischen Eigenheit betroffen sind. Die lassen das dann einfach mit dem Sex.

„Siehste, was hab ich dir gesagt? Heute Abend biste dran!", war die erleichterte Reaktion einer Schwangeren im Kurs.

„Stimmt es eigentlich, dass ich unbedingt weiter Folsäure nehmen muss?"

Man tut sich nichts Schlechtes damit. Es ist aber so: Mit Folsäure soll einem „offenen Rücken", einer Schädigung des Rückenmarks, beim Kind vorgebeugt werden. Um eine sinnvolle Prophylaxe zu betreiben, fängt die Frau daher optimalerweise drei Monate vor dem zu erwartenden Eintritt einer Schwangerschaft mit der Folsäureeinnahme ein, damit bis etwa zum 29. Tag nach der Zeugung, wenn sich das sogenannte Neuralrohr verschließt, ein ausreichend hoher Folsäurespiegel aufgebaut wurde.

Oft erfährt die Frau aber erst von der Schwangerschaft, nachdem dieser Drops schon gelutscht ist. Von daher ist die zu beobachtende Dramatik nicht ganz gerechtfertigt.

„Stimmt es eigentlich, dass ich mich jetzt voll öko und gesund ernähren muss?"

Ich persönlich empfinde das Überangebot an Süßkram, Limos, Eistees und so weiter als Körperverletzung. Ganz ehrlich. Karies ist nicht nur ein optisches Problem, sondern auch ein geburtsrelevantes, denn Karies und Frühgeburtlichkeit liegen dicht beieinander. Schwangere mit einer knackigen Kariesgeschichte haben ziemlich häufig einen vorzeitigen Blasensprung. Besonders doof und unnötig ist es, wenn das vor der 37. Schwangerschaftswoche passiert und das Kind somit zum Frühgeborenen mit allen Konsequenzen wird (Frühchenstation, Blutuntersuchungen und damit einhergehendes schmerzhaftes Gepiekse am Kind und, und, und).

Außerdem leiden Schwangere, die sich gern hauptsächlich von Schokolade, Weingummi und Cola „ernähren", gehäuft unter Schwangerschaftsdiabetes. Die Folge davon kann eine lebensbedrohliche Unterzuckerung des neugeborenen Babys sein. Zusätzlich ist eine schwangere Frau mit krassem Zuckerkonsum dazu prädestiniert, später Alterszucker zu bekommen. Muss so was sein, wenn es sich vermeiden lässt? Ich finde: Nein.

An sich ist es so, dass auf eine regionale, saisonale und aus ökologischem Anbau stammende Ernährung geachtet werden sollte. Dass das finanziell gesehen nicht immer ganz günstig ist, weiß ich wohl. Mir fehlt aber das Verständnis vor allem für die Frauen, die mir mit dem Geldargument kommen und sich gleichzeitig eine Zigarette anzünden.

Ein bisschen Schokolade oder ein Stück Sahnetorte tun der Seele zwischendurch mal ganz gut und dagegen sagt auch niemand etwas. Aber Basis-Ernährung sollte das nicht sein.

Bei fehlenden Ideen könnte man einfach mal auf den Wochenmarkt gehen und sich inspirieren lassen. Relativ schnell merkt man da ganz ohne Kariesbomben, was wirklich lecker ist und einem gut tut. Und das sollte man dann auch essen.

„Stimmt es eigentlich, dass ich während der Schwangerschaft nicht mit Rauchen aufhören darf?"

Doofe Überschrift? Ich habe mich entschieden, sie drin zu lassen. Wobei mir konkret meist diese Frage ausgeschmückt gestellt wird: „Mein Arzt hat gesagt, ich darf nicht mit dem Rauchen aufhören, weil das Kind sonst voll Entzug hat und sterben kann."

Ich kann mir eigentlich nur so vorstellen, wie es dazu kommt. Wenn ein Arzt nach endlosen Reden, wie schlecht Rauchen in der Schwangerschaft ist, einfach keine Lust mehr auf die Diskussion mit der fröhlich weiterrauchenden Schwangeren hat, gibt er auf. Und sagt das. Vielleicht.

Für mich persönlich ist und bleibt das Rauchen schon vor dem Reizhusten ein Reizthema. „Ich weiß ja, dass das nicht gut für mein Kind ist, aber ..." Was aber? Lässt die Mutter ihr Kind dann nach der Geburt mal an der Zigarette ziehen? Das ist etwas anderes? Ja? Ist es? Nein, das ist nichts anderes. NICHTS. Die ganzen Inhaltsstoffe des Zigarettenqualms kriegt das Ungeborene nämlich ungefiltert eins zu eins in seinen rosigen, unschuldigen Körper gepumpt. Die Gefäße des Babys verengen sich dadurch sofort, was bedeutet, dass das Kind mit deutlich weniger Sauerstoff versorgt wird. Der fehlt dann im Gehirn, in der Lunge, im Herzen ... überall!

Wie kann man das einfach so in Kauf nehmen? Bloß weil Mandy, Brigitte und Uschi das auch so gehandhabt haben und angeblich „nichts passiert ist"?

Jede Zigarette, die in der Schwangerschaft nicht geraucht wird, ist von Vorteil. Das Ungeborene macht zwar einen Entzug durch, wird dabei aber über den Mutterkuchen mit allem versorgt, was wirklich wichtig ist.

Wenn das Baby den Entzug nach der Geburt durchleben muss, ist das deutlich gefährlicher. Blutzuckerabfälle, Zittrigkeit, langanhaltendes Schreien – das sind alles Dinge, die vorprogrammiert sind. Die Liste der Auswirkungen vom Rauchen in der Schwangerschaft ist endlos. Mit einem Wort: Lass die Finger vom Glimmstengel, wenn du einen Untermieter in dir trägst. Und danach am besten auch.

„Stimmt es eigentlich, dass ich meine Brustwarzen jetzt schon zweimal täglich mit einem schrappelharten Handtuch abrubbeln muss, damit sie sich ans Stillen gewöhnen?"

Nein. Wenn das Baby geboren ist und gestillt wird, dann gewöhnt sich die Brustwarze rechtzeitig daran. Man muss sich da keinen Stress machen. Wobei es schon sein kann, dass das Stillen anfangs schmerzt. Nur leider hilft auch hier die Rubbel-Vorbereitung nichts. Denn die Stärke des kindlichen Saugens ist – du wirst dich an meine Worte erinnern – wirklich mit nichts zu vergleichen. Da musst du durch, und deine Brustwarzen auch.

Irgendwann ist sogar das für dich normal, wenn du lange genug dabei bleibst und nicht gleich aufgibst.

„Stimmt es eigentlich, dass ich bei einem Blasensprung nur liegend mit einem Rettungswagen in den Kreißsaal gefahren werden darf?"

In der Tat ist das eine aktuelle Empfehlung der DGGG (Deutsche Gesellschaft für Gynäkologie und Geburtshilfe). Sinngemäß heißt es dort: Angenommen, das kindliche Köpfchen sitzt noch nicht fest im Becken der Mutter und es erfolgt ein Blasensprung, dann muss man befürchten, dass während des Blasensprungs die Nabelschnur zwischen Köpfchen und Becken rutscht und dort eingeklemmt wird. So ein sogenannter Nabelschnurvorfall bringt das

Leben des Kindes in Gefahr, weil es nicht mehr mit Sauerstoff versorgt wird.

Allerdings muss man trotz der bestechenden Logik dieser Erklärung sagen: Schaut man sich mal in Europa um, zum Beispiel in England, gibt's diese Befürchtung nicht. Keine Frau dort kennt diese Panik. Höchstens vielleicht aus Erzählungen aus dem verrückten Deutschland oder so. Aber reell? Nein.

Dazu gab es vor gar nicht so langer Zeit mal ein Experiment an einer Universitätsklinik. Natürlich nicht mit echten Schwangeren, sondern mit Dummies. Dabei kam Folgendes heraus: Einen Nabelschnurvorfall provozierte man eher mit dem empfohlenen Verhalten der DGGG, nämlich, sich auf den Rücken zu legen und das Becken hochzulagern.

Nichts läge mir ferner, als mich an dieser Stelle über die DGGG und deren Empfehlungen zu stellen. Ich möchte aber das Ergebnis dieses Experimentes und die gechillte Einstellung der Engländerinnen in den Raum werfen und damit wieder einmal die Dramatik etwas entschärfen. Die Bevölkerungsdichte in England spricht durchaus dafür, dass man entspannt sein darf.

„Stimmt es eigentlich, dass ich jetzt gar keinen Sport mehr machen darf?"

Das kommt natürlich ein bisschen auf die Sportart an: Hockey, Handball, Rafting, CrossFit und so? Da sollte die Schwangere pausieren. Die Verletzungsgefahr ist einfach zu groß.

Joggen aber ist zum Beispiel überhaupt kein Problem, wenn die Frau das schon kennt. Frisch anfangen sollte sie in der Schwangerschaft damit jedoch nicht.

Selbst Saunagänge sind okay, wenn die Schwangere seit Jahren begeistert sauniert. Sie sollte sich bloß nicht wettkampfmäßig messen und denken: „Den Aufguss mach ich noch und ich geh wie immer als Letzte hier raus, ich harte Sau!" Die Kreislaufsituation kann sich nämlich durch die Schwangerschaftshormone tatsächlich ändern.

Wenn man also einfach auf seinen Körper hört, dann macht man schon alles richtig.

Um das mal abzukürzen ...

Eine Schwangere darf im Allgemeinen erstmal das machen, was ihr gut tut. Tabu sollten Alkohol, Zigaretten, Drogen und bestimmte Medikamente sein.

Wie du siehst, lassen sich die meisten Fragen recht logisch beantworten. Es ist ganz oft so, dass ich auf solche Fragen mit der Gegenfrage „Wie machen das die eingeborenen Frauen?" antworte. Beobachte dich mal selbst, wenn du unsicher bezüglich bestimmter Thematiken bist, und versuch mal, dir selbst diese Frage zu stellen. „Wie machen das die eingeborenen Frauen?" Gern auch mit dem Zusatz: „Die von all dem gar nichts wissen?"

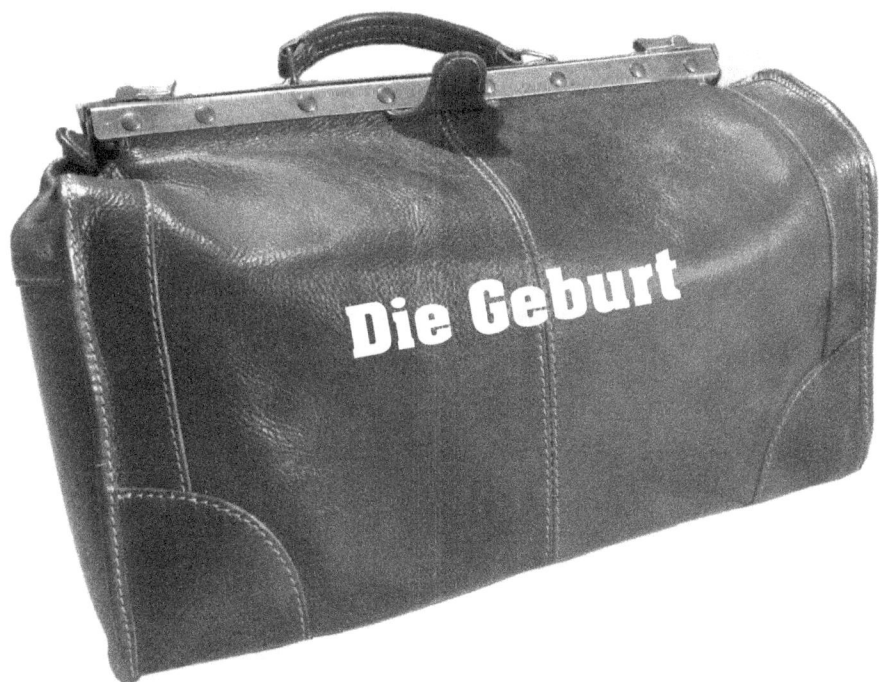

Die Geburt

Es geht los ... oder doch nicht?

Das ist immer so eine Sache. Mit dem errechneten Termin und so. Ich kann den Schwangeren so oft sagen wie ich will, dass sie diesen Termin nicht ganz ernst nehmen dürfen, weil nur vier Prozent aller Kinder just an diesem ausgerechneten Datum geboren werden. Es hilft nichts. Es ist, als hätte ich nichts gesagt. Der Termin steht bombenfest. Gemeinsam mit der Aussage: „Ich glaub, das kommt früher. Hab' ich im Gefühl. Mein Frauenarzt hat nämlich gesagt, dass das eher kommt."

Aha.

Die meisten Schwangeren, die mir das sagen, übertragen. So ist das. Bewachter Topf kocht nie. NIE.

Und weil die Schwangeren oben Gesagtes auch allen anderen in ihrer Umgebung erzählen, steht ab ca. zwei Wochen vor dem errechneten Termin das Telefon nicht mehr still. Oder der Nachrichtenmessenger auf dem Smartphone. Selbst auf Facebook wird öffentlich mitgeteilt, dass man „immer noch wartet" und „bald keinen Bock mehr auf die Scheiße" hat.

Dabei ist die Sache die: Stresshormone blockieren das Hormon Oxytocin, und genau das wird für die Geburt gebraucht.

Wenn die Schwangere dann der Meinung ist, es gehe los, wird oft erneut der ganze Familien- und Freundeskreis darüber informiert, dass man nun auf dem Weg in die Klinik sei. Warum? Die immer gleiche Antwort „Na, weil die sonst voll sauer sind. Die freuen sich doch schon so auf unser Baby!" erreicht mein Gehirn nicht. Ich versteh's nicht. Vielleicht bin ich zu alt für so was.

Und was passiert dann häufig in der Klinik? Die Wehen, die zuvor noch alle 15 Minuten spürbar waren, sind weg. Keine mehr da. KEINE. Das Fruchtwasser, von dem die Schwangere sicher war, es sei welches gewesen, war doch nur etwas Urin, der vom Baby aus ihrer Harnblase getreten worden war. Kann passieren. Nicht selten! „Aber vorhin hatte ich noch Wehen. Wirklich!", schwört dann die Schwangere enttäuscht, die sich nun als Hypochonder fühlt und gar nicht weiß, wie sie das ihrem Freundeskreis beibringen soll. Der hatte sich ja schon voll auf das Kind gefreut und so.

Ohne eine offizielle Zahl vorliegen zu haben, würde ich sagen, dass jede zweite Erstgebärende mindestens einmal umsonst in den Kreißsaal fährt. Das ist also nichts Ungewöhnliches.

Wenn's dann noch nicht so weit ist, ist es eben noch nicht so weit.

Ich kann mich noch sehr gut daran erinnern, wie frustriert ich war, als Lennert und ich in Erwartung Alexanders unverrichteter Dinge wieder nach Hause gefahren sind, weil die Wehen dann doch aufgehört hatten. Allerdings wusste zumindest sonst niemand von unserem Exkurs in die Klinik, und wir konnten daher auch niemanden „enttäuschen".

Tja und wenn's dann wirklich losgeht? Wie geht's denn überhaupt wirklich los?

Zumindest nicht so wie im Fernsehen: Ich hab zum Beispiel noch nie erlebt, dass eine Schwangere sich mit ihrem Mann gestritten hat und ihr deswegen die Fruchtblase geplatzt ist. Außerdem hab ich auch noch nie gehört, dass die Schwangere dann mit dramatischem Soundtrack schreienderweise in die Klinik gefahren wurde, dass sie ihrem Mann noch wütende Beschimpfungen an den Kopf geknallt hat und währenddessen schon im Rettungswagen pressen musste. Und ich durfte auch noch nicht dabei sein, wie sie dann eine Minute später mit frisch gelocktem Haar und aufgefrischtem Make-up ihr rosiges, frisch gewickeltes und bereits angezogenes Baby in einem aufgeräumten Entbindungszimmer im Arm hielt. Nein. Nein. NEIN. Sowas ist nur im Film zu haben.

Der wahre Kern: Es beginnt vielleicht wirklich mit einem Blasensprung (auch mal gern ohne Wehen). Oder aber mit Wehen, die oft erstmal gar nicht als solche wahrgenommen werden. Dann zieht's mal hier, mal da. So richtig weiß die Schwangere dann auch nicht, was los ist.

Dieser Zustand kann sich eine ordentliche Weile hinziehen, bis die Schwangere das Gefühl hat, nicht mehr zu Hause bleiben zu wollen, wenn sie in einem Kreißsaal oder Geburtshaus entbinden möchte.

Das Gute ist aber, dass sie ein Gefühl hat. Meist fragt der Mann sie: „Wollen wir nicht vielleicht doch jetzt mal losfahren?" Und obwohl die Schwangere sich vorher immer sorgenvoll überlegt hat, dass sie wahrscheinlich total durchdrehen wird vor Angst, wenn die ersten Wehen über sie hereinbrechen, bleibt sie ruhig und sagt: „Nee, jetzt noch nicht." Denn instinktiv spürt sie: Ein Ortswechsel bedeutet Stress, und Stress kann den Geburtsprozess sehr beeinträchtigen.

Irgendwann wird sie dann zu ihrem Mann sagen: „Los. Wir fahren jetzt mal." Der Mann ist in der Regel sehr glücklich darüber, denn auch wenn er DER Checker überhaupt ist, merkt er, dass er hiervon jetzt mal gar nichts checkt. Das ist primär Frauensache. Sein Respekt wächst.

Und wie läuft das dann so ab, eine Geburt in der Klinik? Das ist immer unterschiedlich, ist ja klar. Aber es könnte zum Beispiel so sein – aus der Sicht der werdenden Mutter, Fräulein Schmidt, einmal umsonst Hinfahren inklusive.

Sonntags bei Schmidts

5 Uhr

Wache auf und fühle mich ziemlich in meinem Schlaf gestört. Hab glaub ich einen Krampf im Rücken. Wann ist denn das endlich vorbei? Täglich diese Wadenkrämpfe reichen doch an sich. Au ... Muss mich aufsetzen. Geht wieder. Will schlafen.

6 Uhr

Muss unbedingt mal Magnesium nehmen. Schon wieder ein Krampf im Rücken. Geht auch diesmal nicht im Liegen weg. Au ... Geht wieder. Okay, kann weiterschlafen.

6:10 Uhr

Au, schon wieder ein Krampf im Rücken. Au ... au ... Naja, werde nachher Magnesium zu mir nehmen, dann wird's wohl besser.

6:20 Uhr

Au, au, au … Sollten das tatsächlich Wehen und keine normalen Krämpfe sein? So fühlt sich das also an! Ganz anders, als ich dachte. Ich dachte, das geht gleich mit Mörderwehen los und zerreißt einen. So, wie im Film. Das hier tut zwar schon ein wenig weh, ist jedoch noch gut auszuhalten. Au … Na, das wird ja ein Kinderspiel werden! Wecke meinen Freund. Sein Blick ist freudig und zugleich besorgt. „Und, wie geht's Dir?", fragt er mich. Na, bestens natürlich! Echt, die Wehen sind gar nicht so schlimm, wie es immer alle sagen. Ach, was werde ich tapfer sein! Erstmal aufstehen.

6:40 Uhr

Herrlich, letzte Dusche mit dickem Bauch. Andererseits: Meine Mutter hat ihren Bauch nach meiner Geburt sehr vermisst. Wird mir das ähnlich gehen? Au, au, au … eine Wehe.

6:50 Uhr

Herrlich, noch einmal in Ruhe frühstücken. Stärken für den großen Moment. Aber: Wenn das so weitergeht wie jetzt, werde ich der Geburt unseres Sohnes gechillt entgegenblicken. Au, au …

7:00 Uhr

Strahlendster Sonnenschein. Richtig romantisch. Au, au … Straßen sind frei, eine ganz besondere Stimmung. Mein Freund sieht mich mit einem sehr zärtlichen Gesichtsausdruck an und nimmt meine Hand. „Wie spannend", sagt er. In der Tat.

7:30 Uhr

Hebamme Annette macht uns auf. Gott sei Dank ist sie es. Ich fand sie schon bei der Kreißsaalbesichtigung so sympathisch. Sie wird um die 45 sein, ist etwas rundlich, hat blonde, kinnlange Haare und strahlt einfach etwas aus, was mich in der Gewissheit lässt, dass ich bei ihr in den besten Händen bin.

Mittlerweile sind die Wehen doch schon ein wenig stärker geworden, aber ich habe mich super im Griff und gebe so gut wie keinen Mucks von mir. „Ich glaube, heute geht es los", ächze ich unter einer Wehe. „Na, dann gucken wir mal!", antwortet Annette gut gelaunt. „In welchen Kreißsaal möchten Sie? Sie haben freie Auswahl!"

Es ist ein sehr schönes Zimmer, das wir uns aussuchen. Ein riesiges Bett steht drin, da passen gut zwei dicke Menschen rein. Ich setze mich erst mal auf die Bettkante und Annette untersucht mich. Solche Untersuchungen hasse ich ja. Ich komme mir vor wie eine Kuh beim Tierarzt, die besamt werden soll. So ziemlich die gesamte Hand von Annette verschwindet in mir ... und so fühlt es sich auch an. Au, au ... Vor allem unter einer Wehe ... Aber ich werde das durchstehen. Ist ja bald vorbei. Das CTG wird angeschlossen, und zum ersten Mal sehen wir, wie eine Wehe „aussieht". Sie sieht aus wie ein Berg. Je höher der „Gipfel", desto größer der Schmerz und in meinem Fall das Unbehagen.

Was bin ich froh, dass das alles so einfach ist. Also deutlich chilliger als gedacht! Ach herrlich, wirklich. Ich bin so tapfer und der Vater unseres Kindes wird nach der Geburt stolz über mich sagen können: „Ich habe so eine tapfere Frau, die hat das mit links gemacht!" Au, au, au ...

8 Uhr

„Das muss aber ein wenig mehr werden", sagt Annette mit hochgezogener Augenbraue, aber mit einem Hebammen-Lächeln. „Das reicht noch nicht ganz!" WAS? Oh nein ... Jetzt ist unser Sohn schon fünf Tage über'm Geburtstermin, und das „reicht noch nicht ganz"?!

Annette empfiehlt uns, einfach mal in Ruhe zu Hause frühstücken zu gehen. Bewegung und so könnten die Wehen etwas verstärken. Essen ist immer gut. Echt? Au, au ... ÄCHZ ... Das war jetzt aber doch etwas unangenehm ... und peinlich ... Was sollen die Leute von mir denken, die sehen, wie ich hier rumächze und mich verbiege, damit dieser „Krampf" schnell weggeht? Es sagt aber niemand etwas, ich scheine noch nicht mal bemerkt zu werden. DAS ist mir natürlich auch nicht recht.

Was, wenn mir jetzt die Fruchtblase platzt, und keiner merkt's? Dann müsste ich mein Kind hier mutterseelenallein in diesem Frühstücksladen zur Welt bringen. ALLEIN! UNBEMERKT! Andererseits, allein doch nicht, denn mein Freund wird bis dahin von der Toilette zurückgekehrt sein. Und unbemerkt auch nicht: Ich würde vielleicht jemanden ansprechen. Vielleicht. Wahrscheinlich würde ich meinem Freund diese Aufgabe übertragen. Ah, da ist er ja. Also erstmal zurück nach Hause.

10 Uhr

Wieder daheim, sind noch beim Supermarkt shoppen gewesen: Croissants, Butter, Marmelade, Tee, Orangensaft, Eier ... ein recht feudales Frühstück. Au, au ... Ist DAS ein entspannter Tag heute. Darüber werden wir unserem Sohn später noch berichten, wie beneidenswert relaxed der Tag seiner Geburt, wie tapfer ich und wie stolz sein Papa war. Und unser Sohn wird bewundernd zu mir aufschauen und seinen Kumpels erzählen, was für eine toughe, coole und alles wuppende Mama er doch hat.

Ob er „Mama und Papa" sagen wird? Oder wird dann „Mom und Dad" in sein? Oder „Ma und Pa"? Oder wird er uns gar mit unseren Vornamen anreden? – So, Frühstück ist alle, gleich wieder auf ins Krankenhaus. Da sollten wir uns ja dann melden. Nach dem Frühstück. Also jetzt.

11 Uhr

Annette ist gerade noch bei einer anderen Geburt. Somit sind mein Freund und ich alleine auf dem Zimmer. An die Wehen habe ich mich super gewöhnt. Sie sind nicht mal mehr unangenehm. Ob sie überhaupt noch da sind? Lese gerade einen Artikel über Daniel Radcliffe. Der spielt die Rolle des „Harry Potter". Ob unser Kind später auch Harry Potter lesen wird?

11:30 Uhr

Wehen sind weg ... Selbst das CTG zeigt keine Berge mehr, sondern nur noch kleine Maulwurfshügel – echt winzig sind die. „Dann dauert's wohl noch ein wenig", eröffnet uns Annette. „Raus kommse alle!", der Spruch, der mir gerade einfällt, ermuntert mich jetzt in etwa genauso wie „Kopf hoch, wird schon wieder!" „Das geht nicht!", beginne ich, als ob es an Annettes Wohlwollen läge, mein Baby heute zu bekommen. „Das Kind ist schon fünf Tage drüber. Wie kann denn das sein?"

Mein Freund nimmt meine Hand. Irgendwie ist das schick. Sieht man doch auch im Fernsehen immer, Händchen haltende werdende Eltern. Annette erklärt mir wieder, dass das beim ersten Kind schon mal so lange dauern kann. Aber sie guckt noch mal nach meinem Muttermund, was der denn so „sagt". „Drei Zentimeter! Immerhin!", sagt Annette, nicht der Muttermund. Wir werden zum Mittagessen geschickt. Wer weiß, was in ein paar Stunden ist. Das kann schon noch in Gang kommen.

12 Uhr

Wir sitzen in einem bayerisch aussehenden Restaurant im Kran-kenhaus und essen Spargel und Kochschinken. Herrlich! Alles wird gut. Wenn nur die Wehen wiederkämen. Die Bedienung sieht mei-nen Bauch und fragt begeistert: „Oh! Wann ist es denn so weit?" „Hoffentlich heute!", sagt mein Freund stolz. Wir müssen natürlich versprechen, mit unserem Kind nach der Geburt mal vorbeizu-schauen. Aber klaro.

13 Uhr

Annette hat blöderweise jetzt Feierabend, dafür ist Hebamme Kari-na da. Sie ist vermutlich nicht ganz so alt, wie sie aussieht. Also cir-ca 50, recht schlank und drahtig. Annette mochte ich lieber, aber was soll's. Karina gibt mir eine in Wasser gelöste Globulimischung, die ich bei jeder Wehe mit winzigen Schlückchen trinken soll. Und falls keine Wehe kommt, alle 15 Minuten einen Schluck. In der Zwischenzeit muss Karina in den OP zu einem Kaiserschnitt.

Das Wässerchen bringt leider nichts, und ich könnte heulen. „Wart es ab", versucht mein Freund mich zu trösten. Ja, ich weiß. Raus kommse alle ... Karinas hoffnungsloser Blick auf das CTG-Proto-koll, gekrönt von einem niederschmetternden „Nee, da seh' ich gar nichts mehr drauf. Keine einzige Wehe mehr!", holt mich aber wieder auf den Boden der Tatsachen zurück.

Hoffentlich sagt sie mir jetzt nicht auch noch, dass se alle raus-kommen ... Karina schlägt vor, dass wir einfach noch ein wenig um den nahegelegenen See spazieren gehen sollen. Hebamme Maren würde später noch zum Dienst antreten und sich mit Aku-punktur auskennen. Das sollten wir dann auch mal ausprobieren. Mir ist alles recht, und so gehen wir um den See spazieren. Es ist ziemlich heiß geworden. 30 Grad werden es sein. Am Ufer herrscht „ein buntes Treiben". Wer hat sich diese Redewendung wohl aus-gedacht? Hier wird gegrillt und sich gesonnt, als gäbe es ab mor-

gen nur noch Winter. Würden wir nicht auf die Niederkunft (ein
ähnlich schöner Begriff) unseres Babys warten, würden wir uns
auch hier hinlegen und ein Steak vertilgen.

AU, AU, AU! Na endlich. EINE Wehe. Muss mich erst wieder dran
gewöhnen. War etwas unangenehm, aber ich bin tapfer und gebe
keinen Mucks von mir. Nur ein leichtes Ächzen, weil mich das so
überrascht hat. Mein Freund nimmt mich in den Arm, und so wird es
besser. Irgendwie fühlt es sich so ähnlich an wie kurz vor einer Ma-
gen-Darm-Grippe. Als ob man gleich irren Durchfall haben würde.

15 Uhr

Meine Füße tun weh. Ich habe mir Blasen gelaufen. Eigentlich wollte ich ja heute ein Kind zur Welt bringen und keinen Marathon
laufen. Aber schön ist der Tag bis jetzt trotzdem! Und wer weiß,
was die Akupunktur alles hinkriegt. Und falls es nicht klappt: Raus
kommse alle, übrigens.

Maren akupunktiert mich. Zum ersten Mal in meinem Leben.

15:25 Uhr

Die Nadeln sind wieder draußen, keine Wehe da, nichts. Aber Maren meint, wir würden das in zwei Stunden wiederholen, bis dahin
sollten wir uns ausruhen. Mein Freund dürfe ruhig mit ins Bett. Au
ja ... Ein wenig schlafen und kuscheln ... Die Sommergeräusche
von draußen dringen in unser kühles Zimmer. Herrlich ist das ...
Meine Güte, bin ich müde ... müde ...

17:55 Uhr

Keine Wehen, nach wie vor, auch nach der zweiten Akupunktur-
session nicht ... Maren schlägt uns vor, nach Hause zu fahren. Ich
solle mich am Abend entspannen, heiß baden und dann könnte es
morgen schon losgehen. „Oder übermorgen. Aber: Raus kommse
alle!" Echt wahr? Sie schaut sich zur Sicherheit noch mal meinen
Muttermund an und ich erzähle ihr stolz, dass Annette mir von drei
Zentimetern berichtet hat. Maren sieht das nicht so optimistisch.
„Höchstens einer!" meint sie. Menno ...

19 Uhr

*Mein Freund und ich sitzen beim Chinesen gegenüber vom Kran-
kenhaus. Ach, ist das ein herrlicher Tag gewesen. Den ganzen Tag
essen gewesen, spazieren gegangen, gemeinsam geschlafen und
gekuschelt. Eigentlich war es doch ganz klasse. Aber EIGENTLICH
wollte ich heute ein Kind zur Welt bringen. Naja, das kann ich ja
immer noch machen. Ich gehe nach vorne an die Kasse, um zu
bezahlen. Au, au, au … na endlich, doch wieder eine Wehe. Aber
vermutlich auch wieder so eine, die „noch nicht ganz reicht".*

19:30 Uhr

*Wir fahren nach Hause. Mit dickem Bauch. Mein Freund nimmt
meine Hand. Er weiß, wie traurig ich bin. Jeden Tag rufen zehn Leute an, so kommt es mir zumindest vor. Eigentlich sind es nur drei:
Meine Freundin Ines, die wissen will, wie es mir geht und ob das
Kind schon da ist, und die, als ich neulich einen kompletten Tag
überhaupt nicht ans Telefon gegangen war, weil ich einfach nur
DVD schauen und lesen wollte, erst mal jedem erzählt hat, dass
mein Kind jetzt unterwegs sei.*

*Tja, die Ines! Da hatte sie erstmal was zu tun, als ich sie dann ei-
nen Tag später aufgeklärt habe, dass dem gar nicht so war. Dann
meine Mutter, die eigentlich das Gleiche wie Ines wissen will. Aber
da meine Mutter selbst zwei Kinder zur Welt gebracht hat, weiß
sie, dass das alles eigentlich gar nicht so spektakulär ist, wie es
einem manchmal erscheint. So redet sie mir gut zu, gibt mir Tipps
und ist einfach für mich da.*

*Und zu guter Letzt meine bekloppte Chefin. Die geht mir gehörig
auf die Nerven. Sie spricht jedes Mal das Gleiche auf den Anrufbe-
antworter „Äh, hallöchen Fräulein Schmidt! Rufen Sie bitte zeitnah
zurück? Eilt SEHR!" Auch jetzt noch muss ich ständig erreichbar
sein, irgendeine Frage gibt es immer. Und wenn es nur die ist: „Haben Sie schon gehört, Fräulein Schmidt, was heute wieder in der
Firma los war? Der Hausmeister ist Alkoholiker!"*

*Am Anfang von allem steht aber immer ein „Uuuuuuuuuuund?
Söhnchen schon da?" „Nein, wenn er da ist, kriegen Sie eine Mail",
ist meine stete, geduldige Antwort. Zu Hause leuchtet unser Mail-
boxlämpchen. Mein Vater. Weil ich so deprimiert bin, dass das heu-*

te alles nicht so geklappt hat, streite ich mich ein wenig mit ihm am Telefon. Es geht um irgendeine banale Sache, auf die ich genervt reagiere. In Sachen Tonfall versteht mein Vater aber keinen Spaß. In KEINER Situation. Also wird mein Tonfall diskutiert, der meinem Vater gerade überhaupt nicht gefällt, ich fange an zu heulen und wir legen auf.

Jetzt liege ich erstmal in einer heißen Wanne. Mein Freund hat sich auf den Fußboden gelegt. Alleine baden mag ich nämlich nicht, weil ich Angst habe, unbemerkt zu ertrinken. Ich glaube, ich würde auch jetzt unbemerkt ertrinken, mein Freund ist nämlich eingeschlafen. Der Süße.

Am nächsten Tag um 3 Uhr

Au, au, au, au ... Hinsetzen. Wieder gut. Schlafen ...

4 Uhr

Au, au, au, au, au ... Hinsetzen. Wieder gut. Schlafen ...

5 Uhr

Au, au, au, au, au ... Hinsetzen. Wieder gut. Schlafen ...

5:10 Uhr

Au, au, au, au, au ... Hinsetzen. Wieder gut. Schlafen ...

5:20 Uhr

Au, au, au, au, au ... Hinsetzen. Immer noch nicht wieder gut. Ächz ... Drei schnelle Sekunden einatmen, drei langsame ausatmen. Vier schnelle Sekunden einatmen, vier langsame ausatmen. Fünf schnelle Sekunden einatmen, fünf langsame ausatmen. Wieder gut. Schlafen.

5:30 Uhr

Au, au, au, au, au ... Hinsetzen. Immer noch nicht wieder gut. Ächz ... Drei schnelle Sekunden einatmen, drei langsame ausatmen. Vier schnelle Sekunden einatmen, vier langsame ausatmen. Fünf schnelle Sekunden einatmen, fünf langsame ausatmen. Wieder gut. Schlafen.

5:40 Uhr

Au, au, au, au, au ... Hinsetzen. Immer noch nicht wieder gut. Ächz ... Drei schnelle Sekunden einatmen, drei langsame ausatmen. Vier schnelle Sekunden einatmen, vier langsame ausatmen. Fünf schnelle Sekunden einatmen, fünf langsame ausatmen. „Los, steh auf!" Ohne „Mmmmm" ist mein Freund sofort hellwach. Heute ziehe ich mir ein hellblaues T-Shirt an, damit's auch wirklich klappt. Blau für Junge! Duschen, Frühstück, nur etwas zackiger, das drückt schon so ... Au, au, au ...

Ich nehme mir fest vor, nicht ein Mal während der Geburt zu äußern „Ich will nicht mehr!" oder meinen Freund zu beschimpfen. Das ist schlecht für den Geburtsablauf, hat meine Hebamme Gitta gesagt. Man muss ganz positiv sein und jede Wehe freundlich willkommen heißen. Warum fällt mir das heute etwas schwerer?

6 Uhr

Mein Freund bringt die Kliniktasche ins Auto, ich muss mich mal kurz am Sessel festhalten. Das ist ja entsetzlich. Einatmen, ausatmen, Wehe freundlich willkommen heißen. „Was ist denn los?", fragt mein Freund. „Nichts weiter. Wehe ist vorbei. Lass uns los."

Zur Sicherheit legt mir mein Freund ein Handtuch unter, damit, falls die Fruchtblase aufgeht, nicht alles in die Sitze läuft. Fruchtwasser, so haben wir uns erzählen lassen, macht hässliche Flecken, und den Gestank kriegt man nie mehr raus. NIE MEHR. Es ist genauso schönes Wetter wie gestern, die Straßen sind noch freier. Vermutlich, weil gestern Schützenfest war und alle ihren Rausch ausschlafen.

6:05 Uhr

Ich verpuste etwas angestrengt eine Wehe. Ich kann mich im Sitzen so schlecht entspannen. Wie soll ich mich nur hinsetzen? „Pustest du nachher im Krankenhaus auch so laut rum?", fragt mein Freund mich interessiert. „Nein, das habe ich jetzt nur für dich gemacht", antworte ich und muss lachen.

6:30 Uhr

Annette macht uns wieder auf. Mittlerweile kennen wir uns ja schon aus im Kreißsaal und legen gleich los. Aber heute kriegen wir ein anderes Zimmer. Mit einer „Gebärinsel". Riesengroß ist die, da passe ich aber nur alleine rein. Das Bett hat drei runde, elektrisch verstellbare Teile und sieht ziemlich gemütlich aus. Ich klettere erst mal rauf und lasse mich wieder wie gestern veterinärmäßig untersuchen. Ich bin eine kalbende Kuh. „Fünf Zentimeter!" Das hört sich doch gut an. Au, au, au ... Ich gehe ein bisschen im Zimmer auf und ab, ich habe keine Ahnung, wie ich sitzen oder liegen soll, und ob überhaupt.

Dieses Ich-habe-gleich-furchtbare-Magen-Darm-Grippe-Gefühl ist heute deutlich stärker als gestern. Ich verpuste etwas lauter als geplant eine Wehe. Meine Güte, das ist schon ein Kaliber. Ich hänge mich an meinen Freund. Er sagt gar nichts, sondern hält mich nur fest. Gut macht er das. „Na, hier geht ja schon die Post ab!", freut sich Annette! „Und wie!", sage ich. „Hätten Sie was gegen die Schmerzen? Bitte! Ich brauche was", jammere ich. Ich bin aber sofort wieder tapfer, als sie mir sagt, dass Schmerzmittel die Wehentätigkeit vermindern können. Und mit dickem Bauch werde ICH heute nicht wieder nach Hause fahren! Sprit ist schließlich nicht umsonst, und auch so, ich mag nicht mehr.

Das CTG zeigt zu meiner großen Freude ein Gebirge, wie es schöner nicht sein könnte. Und zu meiner noch größeren Freude ist mir auch ein wenig schlecht, was, wie Annette meint, ein sehr gutes und ziemlich sicheres Zeichen ist, dass es heute losgeht. Annette fragt, ob ich noch ein wenig spazieren gehen möchte. Ich kann gerade nicht antworten, ich weiß nicht, wohin mit mir, das zieht ganz schön. Überall. „Ich glaube, Ihrer Freundin ist nicht so danach!", ist Annettes simple Feststellung in Richtung meines Freundes.

7 Uhr

Ich darf meinen Frühstückszettel ausfüllen. Annette geht davon aus, dass es gleich losgeht. Hm. Früchtetee klingt gut. Brötchen? Och, zwei Stück morgens wären doch nett, oder? Natürlich mit Marmelade und – Moment, gleich, erstmal freundlich eine Wehe begrüßen. Dieser ganze Atemquatsch klappt irgendwie gerade nicht so richtig. PUUUUUST – Nussnougataufstrich. So schnell, wie eine Wehe da ist, ist sie auch wieder weg. *Und irgendwie kann man sich, wenn sie weg ist, überhaupt gar nicht mehr vorstellen, wie sie sich anfühlt. Der Mensch ist schon ein dummes Tier ...*

8 Uhr

Bin schon völlig fertig. Mittlerweile tut es wirklich sehr, sehr weh. Ich mag keine Wehen mehr begrüßen, ich mag nicht mehr am Wehenschreiber sein, ich mag keine Arme mehr in meinem Unterleib wühlen lassen ... Ich möchte lieber weiter schwanger sein. Meinetwegen für die nächsten zehn Jahre. Aber DAS hier ... Es darf bloß nicht schlimmer werden. Schon alleine der Hände meines Freundes wegen. Als wir zusammen gekommen sind, fand ich die so schön, hoffentlich sind sie es nachher auch noch. Ich kriege endlich eine Spritze gegen die Schmerzen. Nadeln machen mir nichts mehr aus. Sie hätten auch eine Nadel für Pferde nehmen können mit einem Zentimeter Durchmesser. Alles ist besser als diese Wehen. Oh Gott, nein, schon wieder eine. PUUUUST!

9 Uhr

Mein Freund macht das fantastisch. Er gibt mir was zu trinken, er kühlt mir mit einem Waschlappen den Rücken, er streichelt mich, er weicht sofort zurück, wenn ich ihn wegschicke, kommt sofort wieder, wenn ich ihn herbitte. Kein Widerwort, kein „Aber wäre es nicht besser, wenn ...?" Da muss ich in einem Ausnahmezustand wie diesem hier sein, um das erleben zu dürfen, hihi. Oh, mir vergeht das Lachen schon wieder. Außerdem wirkt die Spritze. Leider nicht gegen die Schmerzen, aber gegen meinen Verstand. Immerhin überhaupt gegen irgendwas. Wahrscheinlich ist mein Verstand viel kleiner und somit viel besser zu bekämpfen als die Wehen.

„Kleine Maus, Du machst das gut! Du hast es bestimmt bald geschafft!", sagt mein Freund und blickt mich zuversichtlich an. „Kleine Maus?", fragt Annette. „Ihre Frau hört sich eher an wie ein großer gefährlicher Löwe!" „Es tut mir ja auch leid!", wimmere ich. „Ich hatte mir wirklich vorgenommen, das hier wie ein Mann durchzustehen und keinen Mucks von mir zu geben. Mir ist das sehr peinlich!" Annette erklärt mir, dass „Loslassen" gut sei für das Öffnen des Muttermundes, während sie die Fenster zumacht, weil direkt unten die Cafeteria ist. Und überhaupt, sei ich ihr so direkt viel

sympathischer, als wenn ich irgendeine Höflichkeits- und Zusammenreißshow abziehen würde. Na dann. „Hast du das gesehen, Schatz?", fragt mein Freund mich, während er zur Stärkung einen Schokoladenkeks isst. Möchte ich auch einen? Ja. Nein. Ja. Nein, lieber nicht. „Das waren 117!" Mein Freund meint das CTG, auf dem zur Wehe auch eine Zahl erscheint. Die Höhe des Berges quasi. Mein Freund sagte das in so einem bewundernden Tonfall, dass ich ganz leicht grinsen muss. Ganz leicht aber nur. Ich glaube, das hier ist die längste Zeit in meinem Leben, in der ich nicht einmal laut schallend losgelacht habe. Meine Eltern und meine Schwester können leider nicht hier sein, wie sehr würden sie DAS genießen! PUUUUST! „War das eigentlich gerade genauso schlimm wie die davor? Das waren jetzt nämlich nur noch 70!" Gleich vergesse ich mich. Gleich. „Ja, die war genauso schlimm", lächle ich freundlich. „Bitte versprich mir, dass ich so was Furchtbares nicht noch einmal durchstehen muss. Bitte!", flehe ich. „Nein, Mäuschen, also ein Mädchen muss auch noch sein!", antwortet mein Freund. Er hat die Situation klar erkannt. In diesem Kreißsaal gibt es keinen Platz für falsche Höflichkeiten. Noch nicht mal für kleine Notlügen. Schade eigentlich. Ich denke, ich werde ihn töten. PUUUUST!

10 Uhr

Meine Fruchtblase wird aufgestochen. Mit einem Instrument, das aussieht wie der edle Füllfederhalter einer Lehrerin aus meiner Schulzeit. Hoffentlich sind da keine Tintenpatronen drin. Das ist bestimmt nicht gesund. Diese Wehen ... Das Fruchtwasser läuft warm meine Beine entlang und ins Bett. „Oh Gott, wie peinlich!", entschuldige ich mich sofort, was aber mit einem „Das ist doch nur Fruchtwasser" abgetan wird. Die Flecken. DIE FLECKEN! Aber da wurde vorgesorgt. Ich glaube, unter mir liegen etwa 500 Wegwerfunterlagen. Etwa 20 gehen für das Beseitigen des Fruchtwassers drauf. Mein Freund ist derweil rausgegangen und meldet uns an der Rezeption an. Denn jetzt gibt es kein Zurück mehr. Die ganze Zeit habe ich einen Ohrwurm. „Left outside alone" von Anastacia. Ich bin allein mit diesem Gefühl. Egal, wer hier bei mir ist, niemand kann mir etwas davon abnehmen. KEINER. Wo ist mein Freund? Wo ist mein Verstand? „Wird das noch schlimmer?", frage ich eine weitere Hebamme, die mittlerweile eingetroffen ist, weil Annette mal kurz raus muss. Wohin? „Naja, also der Muttermund ist acht

Zentimeter auf! Das ist doch schon was, oder? Fehlen nur noch zwei. Die Presswehen, die werden noch mal fies, aber danach ist alles vorbei."

PUUUUST! Annette ist wieder drin. Endlich wieder ein vertrautes Gesicht. „Mache ich mehr Terz als andere?", frage ich. „Nun ja", lächelt Annette. „Gibt wenige, die mehr als Sie machen! Jeder, wie sein Temperament es vorsieht, nicht wahr?" „Sie finden also nicht, dass ich mich anstelle?", PUUUUST, frage ich. „Nein, wirklich nicht. Sie machen das prima." Mein Freund ist endlich wieder da. „Dich hört man ja unten noch", versucht er mich aufzumuntern. Sieht aber besorgt aus, na immerhin.

Ich soll ein bisschen mitdrücken. „OH GOTT! ICH KANN DAS NICHT!" Das macht mir Angst. Wie soll das gehen? Wie?!

„Das sagen fast alle Frauen. Sie schaffen das aber. Wirklich!!!" „NEIN! BEI MIR IST DAS ANDERS! ICH KANN DAS ECHT NICHT! ICH HABE SOWAS NOCH NIE GEMACHT!" PUUUST PUUUUST!

Annette meldet sich: „Ich taste das Köpfchen schon, aber er hat sich noch nicht gedreht! Ein kleiner Sterngucker. Wir müssen den Arzt holen." Oh nein. Wie lange kann es dauern, bis er da ist?

Ich werde das nicht überleben, glaube ich. Eigentlich ist das so gut wie sicher. Oh Gott. Hoffentlich kommt mein Freund mit dem Kleinen klar. Ist das Krankenhaus hier nicht für Sterbehilfeskandale bekannt? Ob sie mir beim schnellen Sterben behilflich sind? Oh Gott. ICH KANN DAS ALLES NICHT. „Los, pressen Sie mal ein bisschen. Stützen Sie sich ab, Kopf runter auf die Brust und pressen! Schieben! Los! Ein Stückchen noch!"

Ich werde niemals mehr zimperlich sein! Ich werde keine Angst mehr vor Spritzen haben ... Ich werde immer GERN für meine blöde Kackchefin arbeiten. Ich werde den Garten ohne Murren umgraben. Falls ich das hier überleben sollte.

11 Uhr

Hilfe, diese Schmerzen. Der Arzt kommt gleich. Das Erste, was er sieht, wenn er den Raum betritt, ist mein Körper von der unansehnlichsten Seite. Ich glaube, ich kann nicht mehr. Jemand tätschelt mir mein Bein. Der Arzt. „Na?", fragt er mich, als seien wir *ganz alte Freunde. Ich fühle mich auch so, so vertraut sieht er aus beziehungsweise so vertrauenserweckend.* „Na?", *heule ich zurück.* „Wir können Ihnen eine PDA anbieten, Sie leiden ja ziemlich", *sagt er.* „Nein, bitte nicht", *jammere ich. Ich habe Angst, dass ich querschnittsgelähmt sein werde, wenn ich beim Setzen der PDA nicht stillhalte. Annette meint auch, dass, bis die wirkt, schon alles vorbei sein wird.* „Wie lange noch?", *frage ich.* „Halbes Stündchen noch", *meint sie. HALBES STÜNDCHEN?! 30 Minuten? Wer soll das aushalten? WER?!*

Ich will da so schnell wie möglich mit durch sein. Ich möchte so gern schlafen. Die Spritze wirkt noch immer gegen meinen Verstand. Der müsste schon längst weg sein. Mein Freund zieht mir mein Haarband ab, Annette nimmt mir meine Halskette ab, vielleicht weil sie Angst hat, ich würde mich damit erwürgen? Mir wäre, ehrlich gesagt, danach. Ich überlebe das nicht. Das ist bestimmt die Strafe für all die schlimmen Dinge, die ich in meinem Leben bislang getan habe. Und wenn ich mit dieser Strafe durch bin, komme ich in den Himmel. Oder in die Hölle? Wohin auch immer. Aber ich überlebe das nicht. Das weiß ich. 1+1=2 und Fräulein Schmidt stirbt während der Geburt ihres ersten Sohnes. Dramatisch. Tragisch. Hoffentlich wird mein Freund nicht so traurig sein. Aber sofort mit einer Neuen soll er sich auch nicht trösten. Wird er auch keine Zeit zu haben. Muss sich ja um das Baby kümmern. Wie gern hätte ich meinen Sohn jetzt schon im Arm! Meine Güte, komm endlich raus da, mein Schatz! Annette hält meine Hand. Sie wechselt sich mit meinem Freund ab, seine Hände sind vermutlich auch nicht mehr die frischesten. Es gibt weder Zeit noch Raum. Ich gebe jetzt einfach alles und presse gegen diesen Schmerz an, als gäbe es kein Morgen mehr. Meine Fresse, sind das Schmerzen. DAVON HAT GITTA SO NICHTS IM KURS GESAGT! SIE SAGTE, MAN STEHT DAS DURCH! WIE DENN BLOSS?!

11:32 Uhr

„Uäh, uäh!" „Guck mal, ganz die Mama! Die war auch gar nicht einverstanden mit dem allen hier!" *Mein Baby ... Es ist endlich da. Wir flüstern uns gegenseitig zu, wie toll wir waren. Mir ist nach Heulen, aber ich bin einfach zu fertig dazu. Unser Sohn ist so süß und liegt auf meiner Brust.* „Hey, Süßer!", *flüstere ich.* „Uäh, uäh!" *Ganz dunkle Haare hat er, ich glaube, es hat noch nie ein so wundervolles Baby gegeben. Ich habe eben ein Kind (das wunderschönste noch dazu) auf die Welt gebracht. Kann es einen zauberhafteren Klang als dieses zarte Babygeschrei geben?„Uäh, uäh!" „Isn't it a wonder when a newborn baby cries?", fällt mir die Frage von Boyzone ein. Und ich kann nur sagen: „Yes, it is!"*

Kleiner Geburtsknigge für den heldenhaften Vater

Die Zeit der Geburt wird vielleicht die einzige sein, in der die Frau nichts andeutet, durch die Blume sagt oder falsche Höflichkeiten an den Tag legt. Das ist die allerehrlichste Zeit für die Frau. Was sie sagt, meint sie so. Für viele Männer eine unvorstellbare Sache, ich weiß.

Es wird während der Geburt, und gerade dann, wenn es auf die heiße Endphase zugeht, immer wieder Zeitspannen geben, während derer die Frau nichts mehr sagt. Das mag für den Mann sehr befremdlich sein, so kennt er die Frau noch nicht.

Diese Stille braucht die Frau aber für sich. Und die muss auf keinen Fall irgendwie „überbrückt" werden. Seid einfach gemeinsam still. Niemand erwartet vom Mann, dass er den Kreißsaalkasper macht. Im Gegenteil.

Fräulein Schmidts Freund hat das in dem beschriebenen Beispiel sehr gut gemacht. Er hat einfach schön die Klappe gehalten und gehorsam auf die Bedürfnisse seiner Freundin reagiert. Vielleicht auch aus Angst, weil er davon ausgehen musste, dass Fräulein Schmidt ihm eine scheuern würde im Fall eines Fehlverhaltens.

Fräulein Schmidts Freund war ein heldenhafter Geburtsbegleiter, der meinen Geburtsknigge für Männer wohl schon intus hat. Hier kommt also der 10-Punkte-Plan für werdende Väter, mit dem du auf jeden Fall richtig liegst:

1. Keine Panik!

So eine Geburt ist eine völlig neue, intensive Erfahrung, die beängstigend wirken kann. Wenn du Angst und Panik zeigst, hilft das aber keinesfalls weiter. Im Gegenteil. Der Geburtsprozess kann dadurch gestört werden. Geburtsvorbereitungskurse (idealerweise solche für beide Partner) können wirklich gut auf diese Situation vorbereiten, und dann ist man(n) deutlich ruhiger.

2. Platz an der oberen Körperhälfte der Frau finden!

Die Kameralinse oder den eigenen Blick auf das Schmuckkästchen der Frau geheftet ist nicht das, was sich die Frau unter einer vertrauensvollen Geburtsbegleitung vorstellt. Entsetzen oder Erstaunen beim Blick darauf, wie „das da unten so aussehen kann", wirken irritierend auf deine Frau. Bleib daher oben und hör zu, wenn deine Frau etwas von dir braucht.

3. Frau nicht „volllabern"!

Das stresst sie nur. Und Stress bremst Geburtswehen aus. Keine Geburtswehen = kein Kind. Wenn du als Partner die Stille als unangenehm empfindest, vertrau einfach darauf, dass das so zur Geburt dazugehört. Entertaine weder Frau noch Hebamme. Das ist nervig für alle. Und biete der Hebamme bloß keinen Kaffee an, wenn du auch sonst nie einen für deine Frau kochst. Eifersuchts-Alarm! Keine Witze wie „Rein wie ein Aal, raus wie ein Wal, wa? Höhöhö!" Keine Unterhaltungen über Bundesligaspiele von gestern oder, oder, oder. Will keiner hören. Es geht jetzt nur um die Geburt eures Babys.

4. Zwischen den Wehen etwas zu trinken anbieten!

Deine Frau befindet sich gerade im Ring des Lebens und liefert sich einen Kampf. Sehr anstrengend ist der, wie du selbst erleben kannst. Nach jeder Runde (sprich Wehe) einfach eine Flasche Wasser, optimalerweise mit einem Strohhalm, reichen. Deine Frau wird entweder dankbar einen Schluck nehmen oder den Kopf schütteln und dir bedeuten, dass du mit deiner Flasche wieder abrauschen kannst. Für den Moment zumindest.

Biete deiner Kämpferin auch einen kühlenden Lappen an. Stirn, Lippen, Nacken sind immer dankbare Körperstellen. Auch hier wird dir deine Frau klarmachen, wenn sie das nicht möchte.

5. Nimm dich zurück!!

Reden ist Silber, Schweigen ist Gold. Und weniger ist mehr. Nach dieser Prämisse solltest du handeln. Frag bitte die Hebamme nicht, ob sie „dafür auch ausgebildet" sei und ob sie „auch schon genügend Kindern auf die Welt geholfen" habe. Ist sie. Hat sie. Vertrau deiner Frau und der Hebamme. Das wird schon. Frag nie genervt, wie lange das jetzt noch dauern kann. Frag auch bitte deine Frau nicht permanent: „Mach ich das gut so, Schatz?" Du bist der Größte. Wirklich. Du hast sie ja geschwängert. Aber deine Frau möchte gerade ein Baby auf die Welt bringen und dir dabei nicht ständig verbal versichern, was für ein toller Typ du bist. Das macht sie dann hinterher. Versprochen.

6. Steh auf der Seite der Frau!

Nichts ist schlimmer als das Gefühl der Einsamkeit und des Verlassenwerdens. Angenommen, es tritt der Fall ein, dass Hebamme und Arzt finden, dass man resultierend aus dem Geburtsverlauf über einen Kaiserschnitt nachdenken sollte, und deine Frau ist damit nicht einverstanden, dann solltest du auf gar keinen Fall so etwas sagen wie: „Doch Schatz, ich seh' das auch so. Lass uns das mal lieber so machen." Du bist nicht das Zünglein an der Waage, das das entscheidet! Deine Frau steht nun völlig allein auf der anderen Seite mit dem Wunsch nach einer Spontangeburt und wird sich verraten fühlen. Egal, wie es in dir aussieht, stehe hinter deiner Frau, damit sie später, egal, was für einen Verlauf die Geburt nimmt, immer noch von „wir" und „uns" in Bezug auf die Geburt sprechen kann.

Und wenn deine Frau im Tuch chillig von der Decke hängen möchte, dann ist es selbstverständlich genau das, was auch du willst.

7. Hilf bei der Lippenpflege!

Auch, wenn deiner Frau irgendwann alles egal ist, eines merkt sie: Wenn sie trockene Lippen von all dem Veratmen bekommt. Sie wird zwar Mutter, bleibt aber trotzdem eine Frau. Wenn sie die Lippen irritiert aufeinanderpresst (du wirst sehen, was ich meine.), weil sie ihr zu trocken erscheinen, zück den Lippenfettstift, husch damit einmal kurz über die Lippen deiner Frau – aber nur außerhalb der Wehe – und schon ist dieses Problem gelöst.

8. Sei fit!

Ich erinnere mich an einen kollabierenden Vater in spe, den wir schocklagern mussten. Als uns nach dem Anhängen einer Infusion nichts mehr einfiel, um ihn wieder fit zu machen, mussten wir ihn auf die Innere Station verlegen. Des Rätsels Lösung war ein Migräneanfall: Den letzten hatte er vor so vielen Jahren gehabt, dass er dieses Leiden gar nicht mehr auf dem Schirm hatte. Also überleg dir gut, ob du vielleicht Medikamente für dich selbst bei der Geburt dabei haben solltest, die du eventuell brauchst.

9. Atme mit deiner Frau!

Schau dir noch mal das Atemschema an, das Fräulein Schmidt verwendet hat. Das hilft ganz gut über die ersten sehr gemeinen Wehen. Du musst deine Frau nicht übertönen, schließlich hat sie die Wehen und nicht du. Aber atme mit ihr gemeinsam, und wenn sie zwischendurch mal nicht mehr mitmacht, weil die Wehe sie zu sehr vereinnahmt, atme einfach weiter, damit deine Frau in den Rhythmus zurückfindet.

10. Sei zuversichtlich!

Zeig deiner Frau, dass du an sie glaubst. Klatsch ihr keine Floskeln um die Ohren, siehe das Thema „Volllabern".

Der Luxus der Privatgeburt

Es gibt meist nur Extremreaktionen, wenn ein Paar verkündet, dass es sich eine Hausgeburt wünscht. Entweder: „WAAAS? Seid Ihr lebensmüde? Was da alles passieren kann! In der Klinik ist das doch viel sicherer! Mit Ärzten und so!" Oder: „WAAAS? Wie toll ist DAS denn? Hausgeburten sind so herrlich! Und dabei sicher! Ohne Ärzte und so!"

Statistisch gesehen, sind außerklinische Geburten tatsächlich sicher. Glaubt man als Kritiker gar nicht so. Ach doch. Ich kann das sehr gut nachvollziehen.

Die Geburt der kleinen Leonie werde ich niemals vergessen. In meinem ganzen Leben nicht. Ihre Mutter Christiane war die Zuversicht in Person, ihr Vater Sebastian ebenfalls. Ein tolles Paar. Ein super Team. Eine gemeinsame Entscheidung. Eine Kollegin und ich durften diese Geburt begleiten, und wenn ich daran denke, dann habe ich vor allem die wohltuende Stille und heilsame Ruhe im Ohr, die während dieser Stunden zu spüren war.

Der Stressfaktor „Was ist, wenn ich die diensthabende Hebamme oder den diensthabenden Arzt doof finde?" fiel schon mal weg, weil Christiane sich ja ausgesucht hatte, wer bei der Geburt dabei sein durfte. „Was ist, wenn ich in einem Raum entbinde, in dem ich die Atmosphäre nicht angenehm finde?" Auch das war kein Thema. Sie blieb ja zu Hause. In ihren eigenen vier Wänden. Mit ihrem eigenen Zuhauseduft. Das gab ihr Schutz. Und in geschützter Umgebung kann man gut ein Kind bekommen. Wo sonst?

Das Plätschern des Wassers im Geburtspool, in dem Christiane ihre Wehen mal lauter, mal leise veratmete. Ihre Töne dabei. Die liebevollen Ermutigungen von Sebastian. Die leisen Worte meiner Kollegin. Die immer mal wieder nach einer Wehe abgehörten Herztöne von Leonie. Das alles bleibt in meinem Ohr. Für immer.

Kein Arzt kam hektisch hereingeflattert, um „die Geburt zu übernehmen" oder „um jetzt mal ganz neu zu entscheiden, was zu tun" war. An vaginalen Untersuchungen war auch keiner so richtig interessiert. Keine Schicht ging zu Ende, kein neues Gesicht kam um die Ecke. Kein Dauer-CTG war zu hören.

Und dann wurde sie geboren, die kleine, süße Leonie. Empfangen von Christiane höchstpersönlich, gehalten und überglücklich begrüßt von beiden Eltern. Niemand rückte sogleich mit einer Nabelklemme an, weil die Klinikleitlinien das so empfehlen. Niemand wollte erstmal schnell das Kind absaugen und wiegen. Nein. Hier standen Mutter, Vater und Kind im Vordergrund. Und die Zeit, die sie brauchten, um zu begreifen, dass nun eine Familie entstanden war. Ein unglaubliches Geschenk war es, das miterleben zu dürfen. Wahnsinn.

Leider ist es gar nicht mehr so einfach, eine Hebamme zu finden, die diesen Weg mitgeht. Die Haftpflichtproblematik hat dazu geführt, dass es immer weniger Hebammen gibt, die eine außerklinische Begleitung beziehungsweise eine Beleggeburt in der Klinik anbieten.

Wenn du eine Geburt zu Hause, im Geburtshaus oder eine Beleggeburt im Krankenhaus mit einer dir vertrauten Hebamme anstrebst, solltest du dich beim positiven Schwangerschaftstest sofort mit einer solchen in Verbindung setzen. Sonst sieht's schlecht aus. Echt.

Was, wenn was kaputtgeht?

Geburtsverletzungen wie Dammrisse oder Dammschnitte sind ja immer eine große Befürchtung der Schwangeren. Nicht unberechtigt. Wer möchte sich schon gern im Intimbereich verletzen (lassen)?

Es ist vielleicht beruhigend zu wissen, dass man solchen Verletzungen vorbeugen kann. Aufrechte Geburtspositionen sorgen beispielsweise dafür, dass das Dammgewebe gleichmäßig belastet wird, sich der Druck verteilt und die Verletzungsgefahr sinkt. Geburten im Liegen sind fast genauso bescheuert wie die im Handstand. Da gibt's keine gleichmäßige Druckverteilung. Das ist eine ziemlich einseitige Belastung – und zwar auf den Dammbereich. Da kann keine Schwerkraft genutzt werden, und das wiederum führt dann oft zu einer verlängerten Geburt und außerdem zu einer größeren Verletzungsgefahr.

Dammschnitte werden erfreulicherweise immer seltener durchgeführt. Vor etwa 40 Jahren bekam in den Kliniken fast jede Erstgebärende prophylaktisch einen verpasst. „Sonst gibt's später eine Beckenbodenschwäche!", hieß es.

Zum Glück konnten die Ärzte im Laufe der Jahre feststellen, dass sie auf dem Holzweg waren. Hebammen aus dieser Zeit, die „das schon immer so gemacht haben, hat ja keinem geschadet", werden zum Glück immer seltener. Das ist ein schöner Trend. Wer ganz auf Nummer Sicher gehen möchte, entbindet in der Geburtswanne, da wird nie geschnitten. Nie.

In Kreißsälen wird das Nähen meist von Ärzten durchgeführt. Die müssen auch auf dem Gebiet der kosmetischen Chirurgie einigermaßen fit sein. Schließlich operiert der Arzt nicht nur in der Geburtshilfe, sondern auch in der Gynäkologie. Und Brust-OPs beispielsweise sollen ja später optimalerweise optisch nicht mehr erkennbar sein.

Die Nähte am Damm jedenfalls lösen sich von selbst auf. Sie bestehen aus Zuckerreihen, die vom Körper aufgenommen werden und sich dadurch von selbst auflösen. Ab und an kann ein Knoten drücken. Einfach die Hebamme fragen, die entfernt den dann.

Die Schwangere kann ganz sicher sein: Keiner möchte der Arzt sein, der „mal wieder keine Ahnung vom Nähen" hat. Sondern jeder der, der es „einfach drauf hat". Die allermeisten Nähte sind daher wirklich so gut gemacht, dass ich manchmal bei den Hausbesuchen frage, während ich mir die Naht anschaue: „Und du bist sicher, dass da was genäht wurde? Und dass da was verletzt war?"

Viele Frauen haben nach der Geburt Angst, auf die Toilette zu gehen, und vor allem ihr großes Geschäft zu verrichten, denn sie haben Bedenken, dass die Naht wieder „aufribbeln" könnte. Aber keine Sorge, das passiert normalerweise nicht. Wer ganz sicher sein will, dass nichts gegen die Naht drückt, isst einfach drei große Fruchtjoghurts am Tag. Das weicht den Stuhl auf, und dann flutscht's besser.

FAQ Geburt

Was ist das Beängstigende an der Geburt? Warum schreien die meisten Frauen dabei so?

Klar, zum einen ist es der körperliche Schmerz. Da bedarf es, glaube ich, keiner weiteren Erklärung. Aber zum anderen ist es die Tatsache, dass die Schwangere keinen Pause-Knopf hat, den sie drücken könnte, um den Geburtsvorgang so lange zu unterbrechen, bis sie sich wieder bereit dafür fühlt.

Geburtswehen können überrumpelnd sein. Vor allem dann, wenn die Frau ein Kontrollfreak ist. Diese Geburt hat sie nicht allein in der Hand. Nein, die ist Teamarbeit zwischen ihrem Kopf, ihrem Körper und dem Baby. Da passiert etwas mit ihr. Ohne, dass sie es steuern könnte. Und die Sache ist die: Sie muss es geschehen lassen und sollte dabei auch noch produktiv mitmachen.

Es ist in etwa so, als wärst du in einem Wellenbad. Du bist mitten im tiefen Becken, in dem du nicht stehen kannst. Und dann geht's los mit den Wellen. Du weißt gar nicht so genau, wo du hinschwimmen sollst, denn die Wellen scheinen von allen Seiten zu kommen. Und leider hast du auch gerade einen ordentlichen Schluck Wasser eingeatmet und dich verschluckt. Du würdest am liebsten dafür sorgen, dass der Wellengang sofort abebbt. Geht aber nicht. Du musst den Rhythmus der Wellen finden, mitschwimmen und reagieren. Bis es vorbei ist. Sonst säufst du ab. Wie bei einer schlechten Geburt, in die eine Frau nicht und nicht hineinfindet.

Was ist, wenn ich keine PDA, keinen Dammschnitt, keine Braunüle und auch so keine Medikamente unter der Geburt in Anspruch nehmen möchte?

Ja, was ist dann wohl? Dann lehnst du das natürlich dankend ab. Ist doch klar.

Es gibt kleine Berufsblindheiten, resultierend aus Routine, Kreißsaalstandards und der permanenten Angst, verklagt zu werden.

Frag mal schwangere Polizistinnen, Rechtsanwältinnen und Richterinnen, was die für Ängste bei Hebammen und Ärzten schüren können, nur durch ihre bloße Anwesenheit und den bloßen Vermerk der Berufsbezeichnung auf der Kreißsaalakte ...

Also davon mal abgesehen: Es geht hier um dich. Um dich und dein Kind. Und wie sagt man so schön? Der Kunde ist König und des Menschen Wille ist sein Himmelreich. Betrachte es mal so: „Ich werde hier mein Kind kriegen, und die Hebamme und der Arzt, die dürfen gern dabei sein und etwas für mich tun, wenn ich das brauche." Um mehr geht's nicht.

Egal, was dir vorgeschlagen wird, du kannst immer fragen: „Warum wäre das denn jetzt empfehlenswert?" und hinterher sagen, „Nein, danke, das möchte ich jetzt nicht." Das kannst du natürlich auch direkt vor der Frage nach dem Warum sagen.

Eine PDA oder ein Dammschnitt wird nie in Erwägung gezogen, weil man dich gerade so schön ärgern kann, sondern weil man der Meinung ist, dass dir das helfen könnte. Das weißt du aber am allerbesten. Und daher entscheidest du auch allein, was du in Anspruch nimmst und was nicht.

Was ist, wenn ich keinen Kaiserschnitt möchte, der Arzt aber darauf besteht?

Dein Gefühl ist das Entscheidende. Ich habe Frauen unter der Geburt erlebt, deren CTGs (fetale Herzton- und mütterliche Wehenkurve) „nicht gut" aussahen und denen daher ein Kaiserschnitt empfohlen wurde. Sehr oft war es so, dass diese Frauen sagten: „Ich verstehe das gerade nicht. Müsste ich das nicht merken? Meinem Kind geht's gut, ich weiß das." Diese Kinder kamen in der Regel auch topfit auf die Welt, und der leise Verdacht machte sich breit, dass diese Kaiserschnitt-Empfehlung nicht richtig nötig gewesen wäre.

Frauen, die echte Notfall-Kaiserschnitte hatten, berichten fast einstimmig, dass ihnen ihr Gefühl ganz klar suggerierte: Das Kind muss jetzt und hier raus. Sofort. Ich wiederhole mich also, wenn ich sage: Hör auf dein Gefühl und lass dich nicht von anderen um-

stimmen, wenn es dir gut geht und die ganz normale Geburt aus deiner Sicht ganz normal vorangeht.

Was ist, wenn ich nicht so häufig vaginal untersucht werden möchte?

Auch diese Frage gebe ich gern zurück. Was ist dann wohl? Dann lehnst du auch das dankend ab, ist doch klar.

Die Anzahl und die Intervalle der vaginalen Untersuchungen haben ihren Ursprung in den Kreißsaalleitlinien. Anhand der vaginalen Untersuchung können Hebamme und Arzt etwas über den Geburtsfortschritt innerhalb einer bestimmten Zeit herausfinden.

Du brauchst keine Sorge zu haben, dass die Geburtshelfer perverse Hausmeister im Kittel sind, die sich auch mal wichtig machen und einen Blick ins weibliche Schmuckkästchen werfen wollen.

Trotzdem, solche Untersuchungen mag wohl keiner gern. Recht unangenehm sind sie, und die Gefahr einer bakteriellen Keimverschiebung ist auch gegeben. Wer will das schon?

Du kannst jederzeit sagen: „Nein danke, ich verzichte darauf." Was die Konsequenz ist? Ob du dann aus dem Kreißsaal fliegst mit den Worten: „Dann krieg dein Kind doch unter einer Brücke"? Nun ja, zum einen würdest du unter der Brücke nicht vaginal untersucht werden, was ja dann wiederum ein positiver Aspekt für dich wäre. Aber zum anderen wird dir niemand diese Option in Aussicht stellen. Schon allein deshalb nicht – böse gesagt –, weil dann die Geburt nicht abgerechnet werden kann. Es wird dir entweder erklärt, warum das jetzt aber vielleicht doch entscheidend wichtig wäre (und dann kannst du natürlich trotzdem immer noch NEIN sagen), oder aber es wird einfach zur Kenntnis genommen und gut ist es.

Stimmt es, dass viele Frauen während der Geburt Stuhlgang haben?

Ja, das stimmt. Den meisten Frauen ist diese Aussicht im Vorfeld und oft auch unter der Geburt höchst unangenehm. Das liegt aber in der Natur der Dinge. Durch den Geburtsweg, den das Kind nimmt, schiebt es sich automatisch auch am Darm entlang. Und das, was da im Darm vorhanden ist, wird einfach mit rausgeschoben. Rein mechanisch. Kann man nicht verhindern.

Ich kann jeder Frau versichern, dass, wenn eine Gebärende gerade etwas Stuhlgang abgesetzt hat und ein Schichtwechsel mit Übergabe stattfindet, es nicht heißt: „In der 1 liegt Frau Schulz, das alte Schwein. Die hat gerade ins Bett geschissen. Also ich würde da nicht reingehen." Nein, es ist eher so: „In der 1 liegt Frau Schulz. Sie hat schon etwas Stuhl abgeführt, toll, oder? Dann ist das Baby auch gleich da."

Und wo wir gerade schon so intim über dieses Thema reden: Es ist keinesfalls so, dass da ein fünf Kilo schwerer Kackflatschen ins Bett gesetzt wird. Es ist meist nur das eine oder andere kleine „Köttelchen", das wird einmal weggenommen, kein Mensch spricht drüber, und fertig ist die Laube.

Was ist, wenn ich es nicht mehr rechtzeitig in die Klinik oder ins Geburtshaus schaffe?

Und was? Und das Kind im Auto zur Welt kommt oder so?

Das hat natürlich nichts zu tun mit Geburtshaus- oder Kreißsaalromantik. Und so richtig bequem ist das auch nicht. Aber wenn so was mal passiert – eher unwahrscheinlich –, dann war's wohl eine komplikationslose Geburt, oder? Herzlichen Glückwunsch kann man dann nur sagen!

So etwas passiert gar nicht so oft, wie alle denken. Wenn so ein Event es in die Nachrichten schafft, dann doch wohl, weil es eine Seltenheit ist, oder? Das ist wie mit Flugzeugabstürzen. Stürzt eins ab, will keiner mehr fliegen, weil jeder denkt, der nächste Flieger macht auch einen Abgang. Wenn aber in den Nachrichten jede erfolgreich gelandete Maschine gefeiert werden würde, sähe das schon etwas anders aus.

Das erste Kind kommt meist sowieso nicht so schrecklich schnell. Klar, jeder hat schon mal von diesem und jenen Fall gehört und ich habe sie auch schon erlebt. Aber selten ist selten.

Ich möchte mal sagen, dass vermutlich 90 Prozent aller Erstgebä-
renden auf dem Weg in die Klinik oder ins Geburtshaus noch einen
Umweg über Kiel, München und sogar Paris nehmen könnten. Du
hättest dann immer noch genügend Zeit.

**Was ist, wenn ich direkt nach der Geburt aus der Klinik nach
Hause möchte und ich nicht gelassen werde, obwohl es meinem
Kind und mir gut geht?**

Dann würde ich sagen: Geh einfach. Was soll man machen? Dich
festnehmen? Frag nach dem genauen Grund und entscheide dann
noch mal. Wenn du eine Hebamme für die Wochenbettbetreuung
hast, die auch für den Fall einer ambulanten Geburt für dich da ist,
ist das vorzeitige Heimgehen meist kein Problem. Oder du fragst
alle halbe Stunde, ob alles in Ordnung ist. Und wenn du das vier-
mal getan hast, darfst du den Kreißsaal eigenmächtig verlassen.
Du musst nur sicher sein, dass dein Kreislauf gut mitmacht. Der
stellt sich nämlich nicht so schnell auf die vertikale Position ein
wie sonst. Also: langsam hinsetzen, länger sitzenbleiben, mal zum
Klo und zurück. Wenn du das geschafft hast, kannst du dich in die
Startlöcher begeben.

Zu Hause erholen sich Mutter und Kind ohnehin am besten, kriegen kein Heimweh und müssen sich nicht die unterschiedlichen
Weisheiten vom Früh-, Spät- und Nachtdienst anhören. So richtig
einheitliche Hilfestellungen gibt's da meistens nämlich nicht.

Also: Mach auch hier schön das, was dein Gefühl dir rät. Das rät
dir nämlich eigentlich immer das Richtige.

**Was ist, wenn ich nach der Geburt gefragt werde, ob mein Kind
Vitamin-K-Tropfen und Augentropfen erhalten soll und ich gerade mit der Entscheidung überfordert bin?**

Dann triff die Wahl am besten schon vorher. Meist wird das während des Anmeldegesprächs auch aufgeschrieben.

Vitamin K wird medizinisch zur Prophylaxe von kindlichem Hirnbluten empfohlen, wobei man sich immer fragen muss, wie die Neugeborenen das in anderen Ländern ohne Vitamin-K-Gabe machen

und warum dort nicht alle reihenweise Hirnschädigungen davontragen. Es gibt übrigens eine Alternative zur konventionellen Vitamin K-Gabe, die streng genommen deutlich überdosiert ist, nämlich in öliger Form nach einem holländischen Rezept. Im Internet wird man da fündig und kann das dann bestellen.

Die (antibiotischen) Augentropfen, die übrigens ganz schön brennen. machen nur dann Sinn, wenn die Gebärende so etwas Prekäres wie Syphilis, Tripper oder Ähnliches vorweist und das Kind bei einer spontanen Geburt mit diesen Erregern in Berührung kommt. Vor etwa 100 Jahren hatten dieses Problem ziemlich viele Frauen, weil deren Männer kriegsbedingt viel im Ausland zu tun hatten und dort trotzdem nicht auf die Erfüllung ihrer „männlichen Pflichten" verzichten wollten. Da gab's noch keine „Mach's mit"-Kampagnen. Das ist ja heute anders. Und eine Frau weiß über ihren sexuellen Gesundheitsstatus in der Regel Bescheid, weil die Untersuchung auf Lues (im Mutterpass LSR) Bestandteil der Schwangerschaftsvorsorge ist.

Angenommen, du bist immer noch überfordert mit der Entscheidung, kannst du immer noch abwarten. Das ist nichts, was über Leben und Tod innerhalb der nächsten Minuten entscheidet. Da kannst du sicher sein.

Ein Mann, der aufgrund einer Stichverletzung hektoliterweise aus seiner Baucharterie blutet, den würde man nicht fragen, ob es okay wäre, jetzt einen Druckverband zu machen oder die Blutung anderweitig irgendwie zu stoppen. Das ist eine lebensbedrohliche Situation, da handelt man automatisch.

Aber Vitamin K und Augentropfen – das hat Zeit. Da gibt's erstmal Wichtigeres. Kuscheln. Begreifen, dass man nun eine Familie geworden ist. DAS ist nämlich lebenswichtig.

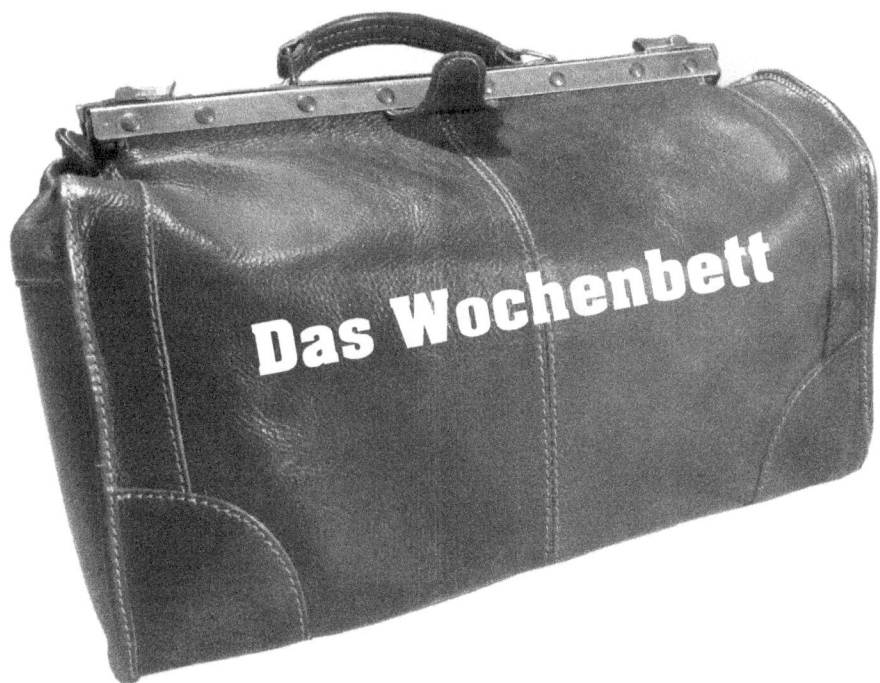

Das Wochenbett

Meine Oma hat es sehr ernst genommen: das Wochenbett. Und weil sie es so gemütlich fand, hat sie gleich sieben Kinder zur Welt gebracht. Sieben mal sechs Wochen mit einem duftenden Neugeborenen im Bett zu verbringen, das muss man erstmal schaffen.

Hat sie.

Wer den Haushalt gemacht hat? Irgendwer wird das schon erledigt haben. Wer genau? Das wusste sie, glaube ich, auch nicht. „Dieses Haus ist sauber genug, um gesund zu leben, und unordentlich genug, um glücklich zu sein." Dieses Schild hing an ihrer Tür. Da wusste man als Besucher gleich, was einen erwartete. Praktisch war das.

Die war echt chillig, meine Oma. Und der Einladung ins Wochenbett ist sie, wie gesagt, nur zu gern gefolgt.

Das mit dem ruhigen Wochenbett klappt heute irgendwie nicht mehr. Selbst im Zeitalter der Elternzeit für den Mann ist das Wochenbett leider aus der Mode gekommen. Dabei könnte es doch so schön sein! Die ersten paar Wochen schön gemütlich im Bett kuscheln und dort bleiben. Wann will man das nachholen? Das geht nie wieder! NIE! Wenn das Kind 18 ist, hat es darauf keinen Bock mehr. Vielleicht hat es dann gerade selbst ein Wochenbett. Und du wirst dann darin schon mal überhaupt gar nichts darin zu suchen haben. Hoffentlich ist das Wochenbett dann überhaupt wieder in.

Sechs bis acht Wochen dauert das Wochenbett definitionsgemäß. In dieser Zeit sollen sich viele schwangerschafts- und geburtsbedingten Veränderungen wieder zurückbilden. Die Milch soll richtig gut in Gang kommen und auch bleiben (oder die Flasche), und die Bindung zwischen Mutter, Vater und Kind soll sich festigen.

Das sind schon mal drei Aufgaben, die erstmal bewerkstelligt werden müssen. Da ist man ausgelastet. Für anderes muss da keine Zeit bleiben. Ist nicht nötig. Das sieht man auch bei Svenja, Michael und Mika. Lies selbst!

Das Wochenbett bei Svenja, Michael und Mika

Svenja und ihre Tochter Mika verbringen eigentlich den ganzen Tag im Bett. Oder auf dem Sofa. Oder draußen auf der Gartenliege. Es ist nämlich Sommer und schön warm. Die ersten 14 Tage hatten sie keinen Besuch im eigentlichen Sinne. Svenjas Eltern kamen mal kurz vorbei, haben zehn Liter selbstgemachte Hühnerbrühe vorbeigebracht und sind dann direkt wieder abgerauscht. Hühnerbrühe kräftigt.

Und auch, wenn Svenja eigentlich den ganzen Tag nur rumliegt, vollbringt ihr Körper trotzdem Allergrößtes. Ihre Gebärmutter zieht sich immer wieder zusammen, denn die muss ja irgendwann wieder auf die Ursprungsgröße zurückkommen. (Unschwanger hat so eine Gebärmutter etwa 50 bis 100 Gramm, und zum Zeitpunkt der Geburt wiegt allein der Gebärmuttermuskel ein bis zwei Kilo. Wahnsinn, oder?) Michaels Eltern stellen alle drei Tage einen großen Einkaufskorb vor die Tür und ziehen dann wieder ab. Michael legt sich oft mit zu seinen beiden Frauen. Zu dritt genießen sie die Zeit, als seien sie in den Flitterwochen. Im Flitterwochenbett, sozusagen.

Svenja und Michael sehen sich ihre Mika jeden Tag ganz genau an und merken, wie rasch sie sich verändert. Sie verstehen schnell ihre Sprache und wissen, was Mika ihnen sagen möchte. Svenjas Hebamme Annika kommt fast täglich vorbei. So richtig was zu tun gibt es da nicht, denn es läuft einfach alles rund. Gechillte Eltern, gechilltes Kind, gute Rückbildung, guter Milchfluss, gechilltes Flitterwochenbett.

Zwischendurch heult Svenja ein bisschen. Der Babyblues. Der macht auch vor ihr nicht Halt. Blöde Hormone. Schwangerschaftshormone fallen ab, Milchhormone steigen an. Rummsrummsbumms macht das bengalische Feuerwerk im Hormonchaos. Aber Annika hat Svenja ein bisschen was Homöopathisches dagelassen und sie akupunktiert, das hilft ganz gut. Michael bringt Svenja ihre Lieblingsschokolade mit, als er selbst mal einkaufen geht. Er nimmt sie in den Arm und sagt ihr, dass sie das klasse macht. Michael macht das auch klasse.

Da Svenja und Michael noch keinen echten Besuch empfangen wollen, ist es auch total egal, ob der Haushalt gemacht ist oder nicht. Svenjas Cousine Melanie war gestern mal da. Sie hat einmal kurz durchgesaugt, gewischt und ist durch die Bäder gefeudelt. Hat einmal das Baby angeschaut, „oh niedlich" gesagt und ist wieder gegangen.

Die ganze Familie hat Respekt vor der neuen, frischen Familie. Sie denken sich zwar, „Wie gern möchte ich den kleinen Scheißer jetzt mal auf den Arm nehmen!", aber sie wissen auch, dass jetzt erstmal der Findeprozess dieser frischgebackenen Familie dran ist.

Svenja beobachtet an Michael, wie schrecklich verliebt er in die kleine Mika ist, und freut sich wahnsinnig darüber. Sie war sich gar nicht so richtig sicher, ob Michael und Babys so zusammenpassen. Haut aber hin.

Michael denkt oft über Mikas Geburt nach und darüber, wie super Svenja das gemacht hat. Wie eine Löwin hat sie jeden Geburtsschmerz ertragen. Das hätte er ihr, ehrlich gesagt, gar nicht zugetraut. Auch, wie sie ganz selbstverständlich an dem kleinsten, fast unsichtbaren Zeichen von Mika merkt, dass die nun wohl Hunger hat. Unglaublich. Svenja stillt Mika nie nach einem festen Zeitplan, sondern immer dann, wenn Mika sich bemerkbar macht. Manchmal hat sie ja vielleicht auch einfach nur Durst und holt sich dann den durstlöschenden Muttermilchanteil ab, der als Erstes aus ihrer Brust kommt.

Mika schreit sehr wenig. Sie liegt ja auch fast die ganze Zeit bei Svenja rum. Oder wird von ihr getragen.

Und dann irgendwann, so um die zwei Wochen sind jetzt rum, merken Svenja und Michael, dass sie nun dafür bereit sind, ihr Haus für diejenigen zu öffnen, die den Familienzuwachs gerne begrüßen möchten.

„Was können wir euch schenken?", werden sie gefragt. Von Melanie wünschen sie sich, dass sie bei ihrem Besuch noch einmal alles durchfeudelt. Von Michaels Bruder Johann wünschen sie sich, dass er Getränke kauft. Svenjas Mutter backt drei Torten, die Oma

kocht ihre weltbeste Gulaschsuppe, und Michaels Mutter backt Brot. Und der größte Wunsch wird ebenfalls respektiert: Bitte keine ungefragten Ratschläge.

Svenjas und Michaels Familie juckt es zwar ein bisschen in den Fingern, aber vor allem die Frauen unter ihnen erinnern sich noch selbst an die eigenen Wochenbettzeiten und daran, wie sehr sie diese „gutgemeinten Tipps" dann doch in ihrer eigenen Kompetenz eingeengt hatten. Und überhaupt: Die machen das schon.

Ob das überall so läuft? Hm. Leider nicht. Schau dir doch mal an, was bei Marietta, Carsten und Jonas so abgeht.

Das Wochenbett bei Marietta, Carsten und Jonas

Marietta hat gerade ihrer Hebamme Yvonne abgesagt. Per SMS. Ihr passt das heute irgendwie nicht so gut. Sie muss noch das Haus putzen, und außerdem hat sie ziemliche Kopfschmerzen. Gestern, nachdem Carsten sie aus dem Krankenhaus abgeholt hatte, war sie noch kurz einkaufen. Carsten hat's einfach nicht geschafft. Der muss echt viel arbeiten immer. Carsten ist noch in der Firma, der hat irgendwie nicht freibekommen.

In einer Stunde kommen Carstens Eltern. Marietta könnte heulen. Mit ihrer Schwiegermutter versteht sie sich nicht so besonders, aber Carsten sagt, die sei sehr beleidigt, wenn sie jetzt nicht endlich mal ihren Enkel sehen dürfe. Immerhin ist der Jonas bereits vier Tage alt. Da ist das Frischeste schon fast ab, findet Mariettas Schwiegermutter.

Dafür hat zum Glück der nervige Wochenfluss aufgehört. Wenn Marietta sich bloß nicht so krank fühlen würde. Eigentlich würde sie viel lieber im Bett liegen und mit Jonas kuscheln. Aber Carstens Schwestern waren auch gleich wieder auf den Beinen, tipptopp geschminkt, und haben sofort wieder am Leben teilgenommen. Die Wohnung sieht bei allen immer super aus. Ohne Putzfrau. Das *wär ja auch noch schöner. Wenn das Kind schläft, kann man doch super putzen, oder?*

Jonas schläft jetzt endlich. Der brüllt aber auch viel heute. Carstens Mutter hatte gestern schon am Telefon gesagt, dass der das lernen muss, auch mal alleine zu sein, und dass man den ruhig mal schreien lassen sollte. Wie sollte das sonst später werden? So richtig wohl fühlt Marietta sich mit dieser Information nicht. Aber Carstens Mutter ist eben – Carstens Mutter. Und Carsten steht absolut auf ihrer Seite.

Nach einer Stunde ist das Haus sauber, Marietta noch kränklicher, aber die Schicht Make-up wird das schon irgendwie wieder raushauen. Natürlich sind Mariettas Schwiegereltern überpünktlich. Carsten hingegen braucht wohl noch zwei Stunden auf der Arbeit, schrieb er ihr gerade per SMS. Marietta würde sich am liebsten totstellen, als sie die Klingel hört. Aber Carstens Mutter ist ja, wie gesagt, Carstens Mutter.

„JA KOMM MAL ZUR OMA!", schreit Carstens Mutter euphorisch zur Begrüßung und reißt den kleinen Jonas aus Mariettas Arm. Marietta fühlt einen großen Kloß im Hals. Jonas ist doch ihr Baby! Aber sie traut sich jetzt nichts zu sagen. Jonas wacht erschrocken auf und schreit. „Schschschsch" macht Carstens Mutter und schaukelt ihn lustig hin und her.

„Marietta, hol mal den Schnuller", sagt sie. „Jonas hat Hunger", antwortet Marietta. Carstens Vater sagt gar nichts. Der traut sich das irgendwie auch nicht so richtig. „Hunger, so ein Quatsch, das glaub mal. Der Carsten hat auch immer so gebrüllt, und dann gab's ,nen Schnuller, und dann war's gut! Wo ist er denn jetzt, der Schnuller?", fragt Carstens Mutter.

Sie sitzen alle zusammen auf dem Sofa. „Marietta, haste ,nen Kaffee für den Rolf und für mich?" Mariettas Kopfschmerzen sind so stark, dass sie Angst hat, ihr Kopf könnte gleich platzen. Aber weil Carstens Mutter ja Carstens Mutter ist, schleppt sich Marietta in die Küche und macht einen Kaffee, während Carstens Mutter ganz verzaubert mit dem schreienden Jonas „spielt". „Ja, schrei mal schön!", strahlt sie ihn an. „Damit deine Lunge auch schön kräftig wird und du später kein Asthma bekommst. Nä? Nä? Ja, mein Feiner! Schrei mal schön. Nä?"

Marietta weiß nicht, wie sie es geschafft hat, aber sie hat Jonas wieder auf dem Arm. Ihre Schwiegermutter schlürft am Kaffee. „Habt Ihr vielleicht die 1,5er-Milch? Die fettige schlägt mir doch so auf den Magen", fragt Carstens Mutter. Aber Marietta versucht gerade, Jonas an ihre schmerzende, gerötete Brust anzulegen. „Wann kommt Carsten endlich, meine Güte", denkt sie sich, während das Baby hektisch nach der Brustwarze sucht. „Rolf, geh du mal gucken nach der Milch", befiehlt die Schwiegermutter.

Marietta ist es währenddessen etwas peinlich, vor ihren Schwiegereltern zu stillen. Sie macht es aber trotzdem. „Na die ist aber rot, die Brust. Nicht, dass du da eine knackige Brustentzündung hast, meine Liebe. Lass das mal lieber mit dem Stillen. Hat bei mir auch nicht geklappt. Lag am Carsten, der hat das einfach nicht hingekriegt mit dem Saugen. Flasche ist doch viel einfacher. Immer das mit der Brust. Willste, dass die am Hängen ist? Du kriegst sowieso Antibiotika mit deiner Brustentzündung, das seh' ich doch."

Carsten kommt zur Tür herein und sieht, dass Marietta nicht glücklich ist. „Schatz, vertrau meiner Mutter ruhig, die hat schließlich auch ein paar Kinder bekommen. Die ist Profi. Ich hab dir doch auch gesagt, dass ich das mit der Flasche besser finden würde. Da können wir ihm beide mal was geben und abends auch mal weggehen."

Marietta kann nicht mehr an sich halten und fängt an zu weinen. Sie will mit Jonas ins Schlafzimmer gehen und ihre Ruhe haben. Ihr Kopf dröhnt und sie fühlt sich fiebrig. Carstens Mutter springt herbei: „Lasse mal, das sind die Hormone. Die kriegt sich auch wieder ein. Wo ist denn der kleine Jonas jetzt? Na? Komm noch mal zur Oma!"

Marietta ruft heulend Yvonne an und fragt, ob sie nicht bitte, bitte vorbeikommen kann. Yvonne macht das natürlich und stellt fest, dass Marietta einen ordentlichen Milcheinschuss hat, so wie es sich für den dritten bzw. vierten Wochenbetttag gehört. Sie merkt aber auch, dass die Milch nicht so gut abfließen kann und daher schon ein leichter Milchstau entstanden ist. „Stress mit der Schwiegermutter?", fragt Yvonne. Marietta weint und schluchzt. Und weil die Tränen laufen, läuft nun auch die Milch kurzzeitig etwas besser. Jonas trinkt gleich sehr zufrieden.

Yvonne bemerkt, dass Mariettas Gebärmutterrückbildung gestört ist. Erkennbar an den Kopfschmerzen, dem Druckschmerz beim Abtasten der Gebärmutter, dem Fiebrigkeitsgefühl und der wirklich erhöhten Temperatur. Und natürlich auch an dem fehlenden Wochenfluss. Sie massiert ihr den Bauch, lässt ihr homöopathische Globuli und ein Senfmehlfußbad da und empfiehlt ihr, sich mit Jonas ins Bett zu legen und 24 Stunden nur zum Toilettengang aufzustehen.

Carstens Eltern sind mittlerweile gegangen Nun liegt es an Carsten, die Situation richtig einzuschätzen und für Ruhe zu sorgen. An sich war ja straffes Besuchsprogramm angesagt: morgen seine Arbeitskollegen, übermorgen der Tennisclub und danach Carstens Geburtstagsfeier. Er hatte sich von Marietta gewünscht, dass sie ihm ein 3-Gänge-Menü zubereitet. Ihm und seinen fünf Geschäftskollegen. Das ist jetzt doof.

Hm? Was denkst du so? Welches Wochenbett darf es bei dir sein? – Es liegt wirklich in deiner Hand.

Kleiner Wochenbettknigge für ihn

- Kauf der Mutter deines Babys ein Geschenk zur Geburt.

- Lob deine Frau.

- Vergleich deine Frau niemals mit Marianne, Claudia und Andrea, die „gleich nach der Geburt wieder fit waren und sich nicht wie krank ins Bett gelegt haben".

- Unterstütze deine Frau bei allem, was sie braucht.

- Sei einfach circa acht Wochen auf der Hut vor Hormonausbrüchen. Deine Frau macht es nicht absichtlich, aber es heult einfach von ganz allein.

- Nimm deine Frau oft in den Arm.

- Halte jeglichen Stress von deiner Frau fern.

- Frag deine Frau nicht: „Wann können wir endlich mal wieder in die Kiste?" Niemals. Deine Frau wird dir klarmachen, wann sie dafür bereit ist. Das kann – auch je nach Geburtsverletzung – dauern.

Kleiner Wochenbettknigge für Familie und sonstige Besucher

- Verzichtet auf gutgemeinte Ratschläge. Die Eltern wissen, was sie tun, und haben fachlich kompetente Ansprechpartner.

- Stellt bloß keine Diagnosen wie „Brustentzündung" oder Ähnliches. Für Diagnosestellungen sind Hebammen und Ärzte zuständig.

- Lasst die frische Familie so lange in Ruhe, wie sie das braucht. Erwartet nichts. Das Baby wird auch in ein paar Wochen noch ein Baby sein.

- Wenn Ihr dann zu Besuch kommt, erwartet ebenfalls nichts. Seid nicht beleidigt, wenn die Mutter das Baby nicht aus der Hand geben möchte. Sie hat nur eines: Muttergefühle.

- Bringt etwas zu essen mit. Seid ein nützlicher Besuch. Teilt euch auf: Einer bringt Kaffee mit, einer Kuchen, einer kocht Suppe für eine Woche vor, und einer erledigt vor dem Besuch noch den Einkauf für die Familie.

- Stellt bitte nicht eure eigene Geburtsgeschichte in den Vordergrund.

- Fragt bitte nicht nach Geburtsdetails. Die junge Mutter erzählt euch von alleine davon, wenn sie das möchte.

- Fragt bloß nicht so was: „Biste gerissen oder hast du einen Dammschnitt bekommen?" Das ist eine sehr intime Frage. Ihr möchtet auch nicht gefragt werden: „Und? Schon Stuhlgang gehabt heute? Mit oder ohne Hämorrhoidenvorfall? War ein bisschen hart? Ja?"

Bonding

Bonding heißt, ein Band zu knüpfen. Das beginnt schon im Bauch und knüpft sich außerhalb des Mutterleibes sofort nach der Geburt weiter. Mutter und Kind nehmen einander wahr. „So riecht die also." „So hört die sich also an." „So fühlt es sich also an." „So sieht es also aus."

Das ziemlich sofortige Einprägen des anderen ist lebensweisend. Je intensiver, desto besser. Desto schützender. Daher: Hautkontakt, wann immer es möglich ist. Ob beim Kuscheln im Bett, ob im Tragetuch. Wo auch immer. Wann auch immer. Wie lange auch immer. Bis zu welchem Alter auch immer. Dieser Kontakt vermittelt Sicherheit und hat nichts mit Verwöhnen zu tun. Zu keiner Zeit.

Die Beziehung zwischen Eltern und Kind ist, wenn man sich mal ein paar Statistiken anguckt, deutlich stabiler, je häufiger und intensiver das Bonding-Band geknüpft wurde. Das ist nicht nur für die Psyche aller Beteiligten eine gute Basis, sondern auch für die nach außen sichtbare Gesundheit des Babys.

Dieses Wissen ist – hurra! – übrigens sogar schon in vielen Kliniken angekommen. Selbst dort weiß man mittlerweile um die gesundheitsfördernde Wirkung des Hautkontaktes zwischen Mutter und Kind, zwischen Vater und Kind. Frühchen, die viel Hautkontakt mit ihren Eltern haben, werden schneller fit. Der Stress reduziert sich nachweislich und der Blutzucker bleibt stabiler.

Tragen

Getragene Babys – also die mit viel Körperkontakt und viel Bonding – schreien weniger. Das schont die Nerven der Eltern und Mama und Papa sind nicht so schnell gestresst. Stark gestresste Eltern kommen eher an den Punkt, ihr schreiendes Baby zu schütteln. Das ist lebensgefährlich! Hirnbluten und Tod können die Folge sein. Das wissen die meisten, aber trotzdem passieren solche Fälle immer wieder. Kurze, dünne Nerven können schnell mal komplett durchreißen. Die logische Schlussfolgerung: Eltern sollten alles dafür tun, um die eigenen Nerven lang und dick genug zu halten. Ich kann gar nicht oft genug davon erzählen, was für eine wirkungsvolle „Nervenverlier"-Prophylaxe das Tragen des Kindes ist. Während dieser Tragezeit lernen sich Eltern und Kind immer besser kennen. Die Eltern können schneller auf Anzeichen des Kindes reagieren, und es muss gar nicht erst lauthals ausrasten, bis seinem Bedürfnis nach Nähe, Nahrung, Schlaf oder was auch immer nachgekommen wird.

Kuscheln entspannt. Das ist das Fazit.

„Aber meine Mutter sagt, dass wir das Kind nicht immer so verwöhnen sollen." Hält sich hartnäckig, dieser Mythos. Stell dir mal folgende Forderung vor: Verliebte sollten sich nicht so häufig küssen und Händchen halten. Das verwöhnt nur. Klar, zum Glück. Ist es nicht das größte Zeichen von Verbundenheit, das man an den Tag legen kann? Je beschützter Babys und Kinder sich fühlen, desto leichter wird der erste Schritt von den Eltern weg sein, denn die Kinder wissen: Ich kann mich auf meine Eltern verlassen. Sie sind für mich da, wenn ich sie brauche. Und mit diesem Wissen wächst das kindliche Selbstvertrauen.

Die heilige Diskussion „Tragetuch oder Tragesystem mit praktischen Klick-Verschlüssen", die muss man mit sich selbst ausmachen. Ich persönlich liebe Tragetücher, weil das Kind dann näher am Körper ist. Trotzdem muss das Ganze auch bequem für das tragende Elternteil sein.

Am besten ist es, man probiert so was mal aus. Im Geburtsvorbereitungskurs kann man beides testen und im Fachhandel zumindest mal anprobieren. Wem ein Tragetuch oder Tragesystem zu teuer ist, der kann sich auch eines ausleihen. Frag doch mal rum, wer schon alles eines hat und es gerade nicht braucht.

Die Hebamme unterstützt die Sache mit dem Tragen schon im Wochenbett sehr gern. Sie wird bestimmt vor Freude ausrasten bei der Frage: „Können wir das mit dem Tragetuch zusammen ausprobieren?"

Einfach mal fragen.

Trösten

Seinem Kind immer wieder zu sagen, dass man es und wie sehr man es liebt, ist entscheidend für die Zukunft. Nur wer geliebt wird, kann aufrichtig Liebe weitergeben, später deutlich einfacher Beziehungen eingehen und ist somit einfach glücklicher. Ist das nicht irgendwie total logisch? Ich finde schon.

Wie gern habe ich als Kind mit meinen Eltern gekuschelt. Wie gern nehme ich sie heute in den Arm, wenn ich sie sehe. Wie gern sage ich ihnen auch jetzt noch, dass ich sie liebe und froh bin, sie zu haben. Wie gern sage ich meinen Kindern, wie lieb ich sie habe. Es gibt keinen Tag, an dem ich ihnen das nicht gesagt hätte. Wäre es nicht schade, so etwas von seinen Kindern später nicht zurückzubekommen?

In meinen Geburtsvorbereitungskursen würde ich am liebsten hauptsächlich darüber sprechen, wie wichtig die Beziehung zum Kind ist. Wie wichtig vor allem die Basis ist.

In jeder Generation werden Fehler gemacht. Als ich geboren wurde, war es selbstverständlich, Babys „auch mal schreien zu lassen", weil „das die Lungen stärkt". Großer Irrtum. Das Einzige, was dabei gestärkt wird, ist der Zweifel des Kindes an dem Schutz, den es zum Überleben braucht. Kinder, die man „nur lange und oft genug schreien gelassen hat", wurden zwar wirklich ruhiger, aber nicht weil sie gelernt hätten, dass es keinen Grund zum Schreien gäbe, sondern weil sie aufgegeben haben.

Diese Kinder haben verlernt, sich darauf zu verlassen, dass Mutter oder Vater zu ihnen kommen, wenn sie sie benötigen. Daher stellen sie sich nach einer gewissen Zeit des vergeblichen Rufens lieber „tot", damit Bedrohliches sie nicht finden kann.

Zum Glück weiß man das mit dem Schreienlassen heute besser, obwohl sich dieser Mythos immer noch hier und da hartnäckig hält. Mythen haben das leider so an sich.

Das Smartphone als Apokalypse menschlicher Beziehungen

Was unsere Eltern hingegen wertvollerweise gemacht haben, ist Folgendes: Wir hatten ihre ungeteilte Aufmerksamkeit. Unsere Eltern haben immer mit uns gesprochen, sie hatten uns viel auf dem Arm, sie hatten immer Blickkontakt mit uns. Noch nicht mal der Fernseher war halb so aufregend wie wir zauberhafte Babys. Und Telefonieren? Einfach zu teuer. Und SMS oder Whatsapp? Noch nicht mal erfunden.

Die Kommunikation zu uns war ungebrochen direkt. Ich möchte ganz provokant behaupten, dass das auch einer der Gründe ist, warum meine Generation ein besseres Deutsch spricht als die jetzige. („Wo is der Kevin hin?" – „Der is Aldi. Wat holen.")

Klar, die Kritiker haben jetzt alles parat, was mit „Aber es gibt auch Menschen, die aus den und den Gründen dies und jenes ..." beginnt. Und trotzdem ... Ich erzähle jetzt mal einen konkreten Fall aus dem Wartezimmer eines Arztes.

Die Mutter und ihr ungezogenes Kind: Tatsachenbericht

Ich sitze und warte. Mein Blick fällt auf eine Mutter mit ihrer etwa fünfjährigen Tochter. Die warten auch. Die Kleine möchte sich gerne mit ihrer Mutter unterhalten. „Mama? Im Kindergarten, da war heute das Essen total lecker! Da gab es nämlich Kartoffeln. Weißt du, Mama? Gibt's die bei uns auch bald wieder?"

Mama wischt in ihrem Smartphone herum. Hört nix.

„Mama?"

„Mensch, watt is denn?"

„Na, gibt's bei uns bald wieder Kartoffeln?"

Mama wischt mit genervter Miene weiter in ihrem Smartphone herum.

„Geh nach dem Stuhl hin und setz dich da still hin, Vanilla!"

Mama wischt ohne aufzublicken weiter in ihrem Smartphone herum. Und Vanilla ... die geht „nach dem Stuhl hin" und setzt sich drauf. Sie betrachtet ihre Mama, die nach wie vor nur Augen für ihr Smartphone mit Glitzerhülle hat und wie wild darauf herumwischt und herumtippt. Vanilla verschränkt die Arme.

„Mama? Gehen wir nachher auf den Spielplatz zusammen?"

Mama kratzt sich kurz am Kopf, überlegt, was sie auf ihrem Smartphone schreiben soll. Tippt und wischt weiter.

„Mama?"

„Mensch, Vanilla, watt is denn schon wieder?", stöhnt Mama.

„Ich möchte nachher mit dir auf den Spielplatz gehen, Mama. Und mit dir spielen."

Vanillas Stimme ist schon etwas weinerlich.

„Hab ich dir nich jesacht, dass de mich nich nerven sollst, meine Güte noch eins? Datt is immer ein Theater mit dir."

Vanilla heult ganz leise.

Mama wischt immer hektischer auf ihrem Smartphone herum. Sichtbar verärgert über ihr „ungezogenes Kind".

Mir fällt dazu nur eines ein: seelische Grausamkeit. Wann hat das wohl so begonnen zwischen Vanilla und ihrer Mama? Die zwei werden doch sicher nach der Geburt gekuschelt haben. Vanillas Mutter wird ihr Kind im Arm gehabt haben und glücklich gewesen sein. Und dann? Hat sie vielleicht direkt ihr Smartphone aus der Tasche geholt und Vanilla irgendwo hingelegt, wo sie nicht stört?

Es hat in Frankreich vor vielen Jahren mal ein grausames Experiment gegeben, bei dem es um die Frage „Wie wichtig ist das gesprochene

Wort?" ging. Dieses Experiment wurde in einem Waisenhaus durchgeführt. Die Kinderkrankenschwestern waren angewiesen, die Babys und Kinder zu versorgen, sie zu füttern, sie zu wickeln. Körperlich sollte es ihnen an nichts fehlen. Aber sie durften kein Wort mit den Kleinen sprechen. – Alle Kinder sind gestorben. Wegen fehlender Kommunikation.

Wir sind gerade wieder auf dem besten Weg zur fehlenden Kommunikation. Gestörte Kommunikation ist da schon ganz in der Nähe.

Vanilla hat bestimmt in einem Jahr ihr eigenes Smartphone, damit sie ihre Mutter nicht mehr so schrecklich nervt. Vielleicht können die sich ja dann über Whatsapp oder so unterhalten.

Ich finde nicht, dass man dieses Smartphone-Sucht-Verhalten damit entschuldigen kann, dass man das beruflich nutzt. Ja, ich nutze es auch beruflich. Aber doch nicht rund um die Uhr. Und mit Sicherheit nicht dann, wenn neben mir mein Kind sitzt, mit mir gemeinsam irgendwo wartet und ich mich mit ihm unterhalten könnte und wir gemeinsame Zeit verbringen könnten. Diese gemeinsame Zeit ist nämlich begrenzt. Eines Tages sind meine Kinder aus dem Haus und führen ihr eigenes Leben.

Warum sind wir eigentlich nicht so mutig zu sagen: „Auf ein ungestörtes Muttersein habe ich ein Recht"? Diese wertvolle Zeit darf uns Frauen doch nicht genommen werden, finde ich. Wir sind Multiorganisationstalente und können eigentlich so gut wie kein anderer Prioritäten setzen. Dann tun wir es doch! Beruflich wie auch privat. Denn wie lebenswichtig kann die neue Haarfarbe von Doris sein, die bei Facebook darauf wartet, 120 Likes zu bekommen? Wie lebenswichtig ist die Frage: „Hey. Was machst'n gerade?"

Das ist doch nur moderne Versklavung. Und sie führt dorthin, wo sie schon früher immer hingeführt hat. Ins Unglück.

Sehr dramatisch gesprochen natürlich. Aber seien wir mal ehrlich: Wie wichtig ist es, rund um die Uhr erreichbar zu sein? Wie wichtig ist es, im Gegensatz dazu, das Wertvollste in unserem Leben quasi in uns aufzusaugen?

Mal ehrlich, findest du das nicht auch?

FAQ Wochenbett

Mein Wochenfluss hat schon nach einer Woche aufgehört. Ist doch super, oder?

Nein, das ist eher unsuper, wahrscheinlich hast du schon etwas Kopfweh und fühlst dich ein wenig kränklich und grippig. Hier gilt das Prinzip: Was raus muss, muss raus. Der Wochenfluss fließt etwa vier bis sechs Wochen. In der ersten Woche meist rot, in der zweiten wird er bräunlich, und dann wird er gelblich und weißlich. Ein bisschen wie Ausfluss. Regelstark ist der Wochenfluss nur in den ersten paar Tagen.

Hattest du einen Kaiserschnitt oder eine Ausschabung nach der Geburt, ist da schon ziemlich was weggeräumt worden und es ist möglich, dass du nicht so lange mit dem Thema Wochenfluss zu tun hast.

Informiere unbedingt deine Hebamme, wenn der Wochenfluss schon nach ein paar Tagen versiegt. Trinke Frauenmantelkrauttee, der bringt die hormonelle Schieflage wieder in die Senkrechte. Leg dich auf den Bauch und packe ein warmes Körnerkissen auf den Rücken. Ruhe dich viel aus. Dann wird der Wochenfluss bald wieder laufen. Deine Hebamme bringt dir wahrscheinlich Bellis perennis in Globuliform und ein Senfmehlfußbad mit. Das Fußbad machst du schön, damit alles in Fluss kommt.

Ich muss so schrecklich viel heulen und kann gar nichts machen. Dabei bin ich nicht unglücklich. Habe ich Wochenbettdepressionen?

Nein, du bist nur hormongeplagt. Deine Hebamme bringt dir wahrscheinlich Ignatia-Globuli mit. Vielleicht akupunktiert sie dich auch. Kann sehr gut tun!

Heul dich einfach aus. Was raus muss, muss raus. Das sind die ollen Hormone, die dir da jetzt einen Streich spielen. Dein Leben hat sich komplett geändert und ein (weiterer) kleiner Mensch gehört zu deinem „Rudel". Da muss erstmal jeder seinen neuen Platz finden, und das kann emotional ganz schön aufreibend sein.

Der Babyblues beginnt ungefähr am dritten Tag nach der Geburt und dauert je nach Frau einen Tag bis zwei Wochen. Unter uns gesagt: Bei mir hat er jeweils zwei knackige Wochen gedauert. Ich war mir sicher, ich müsste nun in eine geschlossene Einrichtung abgegeben werden. Musste ich aber nicht. Ging dann auch so.

Was da hilft? Schokolade. In Maßen aber bitte. Denn Verstopfungsgefahr ist bei übermäßigem Konsum im Verzug. Kuscheln mit Baby. Kuscheln mit Baby und Partner. Und ein bisschen Zeit.

Eine echte Wochenbettdepression ist dagegen ein ernst zu nehmendes Krankheitsbild. Das tritt nicht so häufig auf, wie es gern von Küchenpsychologen diagnostiziert wird. Bist du wirklich depressiv, kann es passieren, dass du nicht mehr dazu bereit bist, dein Kind zu versorgen. Sprich so was offen bei deiner Hebamme an. Das Thema muss dann angegangen werden. Du brauchst keine Sorge zu haben, dass deine Hebamme dein Baby in ihre Tasche steckt und sagt: „So, Kleines, hier hol ich dich mal weg." Im Gegenteil: Mutter und Kind sollen schön zueinander finden, und mit Hilfe geht das meist ganz gut.

Ich habe überhaupt keine Lust auf Besucher. Ist es unhöflich, wenn ich nur bestimmte Besucher empfangen möchte?

Nein, das ist nur menschlich und natürlich. Na klar, jeder möchte das Baby sehen. (Wobei, wenn's nur das wäre: Die meisten wollen es ja gleich auf den Arm nehmen. Für den Fall: Trag dein Baby immer im Tragetuch, wenn Besuch kommt. Da traut sich dann so schnell keiner ran.) Jeder möchte Anteil an diesem Wunder nehmen, und niemand meint das böse.

Trotzdem: Erstmal stehst du im Mittelpunkt. Du, dein Partner und dein Baby. Ihr müsst zusammenwachsen. Nichts ist wichtiger. In ein paar Wochen ist euer Baby immer noch „frisch".Wenn ihr die Geburt eures Babys mitteilt, und das findet ja meist per E-Mail oder ähnlich statt, könnt ihr gleich mit hineinschreiben: „Wir genießen nun erst einmal die Babyflitterwochen zu dritt und melden uns, wenn wir so weit sind, Besuch zu empfangen. Wir freuen uns dann auf euch." So vermeidest du, dass alle beleidigt sind, weil sie nicht gleich kuscheln dürfen. Den Wochenbettknigge für Besucher könnt ihr da direkt mit anhängen.

Und wenn trotzdem wer beleidigt ist? Es wird immer jemanden geben, der damit ein Problem hat. Aber das Problem kann er gern behalten. Ist ja schließlich seins.

Mein Bauch hängt, ist das normal?

Was soll er auch sonst machen, der Bauch? Nur die wenigsten Frauen sind mit so einem Wahnsinnsbindegewebe gesegnet, dass man nie erahnen würde, dass sie jemals schwanger gewesen sein KÖNNTEN. Bei den meisten ist es so: Da ist nach der Geburt viel Haut zu viel, in etwa so wie bei einem Luftballon, der kräftig aufgeblasen worden ist. Dieser Überschuss an Haut muss nun erstmal gucken, wo er bleibt.

Das braucht alles seine Zeit. Es gibt den Spruch: Eine Schwangerschaft kommt neun Monate und geht neun Monate. Der ist nicht verkehrt.

Kleiner Tipp: Du kannst den Bauch nach der Geburt zusammenbinden, beispielsweise mit einem Schal. Das hilft ihm, wieder in Form zu kommen. Außerdem gibt es spezielle Bauchwegschlüpfer, die bringen das Optische meist wieder so in Ordnung, dass man nicht mehr tot vor dem Spiegel zusammenbrechen muss. Wobei: Das ist etwas total Subjektives. Und wir Frauen sind unsere größten Kritiker. Schlimm.

Also gib dir mal schön Zeit. Dir und deinem Bauch.

Seitdem mein Baby auf der Welt ist, bin ich so schrecklich müde. Ist das normal?

Lass es mich so sagen: Du hast dich „beruflich" verändert. Du hast keinen Nine-to-five-Job mehr. Du hast Schichtdienst. Und 24 Stunden Dauerrufbereitschaft. Wer wird da nicht müde?

Zusätzlich leistet dein Körper ja gerade mal wieder Wahnsinniges! Die hormonellen Veränderungen, die Rückbildungsvorgänge und, wenn du stillst, auch der Milchfluss. Das verbraucht alles Energie. Du bist theoretisch ein Leistungssportler.

Was da hilft? Schlafen. Wann immer es geht. Ausgewogene Ernährung. Hühnerbrühe zum Beispiel, von Mutter, Schwiegermutter oder Freundin an der Haustür abgegeben.

Ich schäme mich zu Tode, wenn meine Hebamme mich besuchen kommt. Ich schaffe es nicht, aufzuräumen. Die muss Schlimmstes von mir denken.

Denkt sie nicht. Versprochen. Ich jedenfalls denke immer, wenn ich einen nichtgemachten Haushalt sehe: „Läuft bei denen."

Tatsächlich. In den Haushalten, die tipptopp glänzen und strahlen, gibt's im Wochenbett meist die größten Baustellen. Milch fließt nicht. Rückbildung läuft nicht. Kind ist unruhig. Frau heult.

Unaufgeräumt und ungeputzt ist nicht verwahrlost. Also hineingestürzt ins Lotterleben! Freu dich!

Ich hab mir das irgendwie anders vorgestellt. Jetzt merke ich, dass ich gar nicht mit allem klarkomme.

Und warum hast du dir das anders vorgestellt? Ein bisschen zu viel ferngesehen?

Du möchtest die hübsche, schlanke, in ihre alten Lieblingsklamotten passende Wöchnerin sein, die 24 Stunden am Tag eine perfekt sitzende Frisur trägt? Frisch gemachte Fingernägel hat? Deren epilierte Beine glänzen? Die glückselig im aufgeräumten Wohnzimmer auf der Chaiselongue ihr Kind stillt oder anderweitig füttert? Die kurz davor völlig stressfrei die Einkäufe eingeräumt hat, während ihr Kind selig schlief? Du möchtest diese Wöchnerin sein, die auch schon wieder erfüllten Sex mit ihrem Partner hat?

Sorry, die gibt's nicht. Das Leben geht nicht nahtlos weiter wie vorher, „bloß" mit Kind. Lass das ruhig mal zu, dass die ersten Wochen die Uhren ein wenig anders ticken. Wenn sie denn überhaupt ticken.

Lass dir helfen. Es wird immer jemand helfen wollen: Mutter, Schwiegermutter, Tante, Schwester, Freundin. Oder eine Haushaltshilfe. Nimm das an. Wochenbett heißt nicht Wochenputzen, Wochenkochen, Wochenaufräumen oder Wochenbesuchempfangen. Nein, es heißt WochenBETT. Wo findet es also statt? Überwiegend gemütlich im Bett.

Ich weiß, was jetzt kommt, nämlich, dass deine Bekannte und deine Freundin und auch noch fünf andere Bekannte das so hinbekommen haben. Denk dran, wir sind Frauen und wir stellen Sachverhalte gern so dar, dass wir möglichst gut dabei wegkommen. Wenn du 24 Stunden bei deiner Bekannten, deiner Freundin und bei den anderen fünf Bekannten Mäuschen gespielt hättest, dann wüsstest du, dass jeder seine Baustellen hat und nicht alles Gold ist, was glänzt.

Ich möchte an dieser Stelle ein Zitat meines Vaters anbringen: „Wenn du nur die Hälfte von dem glaubst, was dir erzählt wird, ist es immer noch das Doppelte von dem, was wirklich wahr ist." Ganz schön pessimistisch. Aber in Bezug auf Frauen auch irgendwie ganz schön treffend...

Mein Baby schreit nur

„Mein Baby ist nur am Schreien", höre ich als Hebamme übrigens sehr oft. „Wann denn so? Wie oft? Wie lange?", frage ich. „Ach... IMMER!", heißt es dann gern mal.

Dir als Mutter bzw. euch als Eltern fehlt natürlich irgendwann der objektive Blick, weil ihr vielleicht schrecklich müde seid und euch das alles etwas einfacher vorgestellt habt. Gestritten habt ihr euch vielleicht sogar auch schon. Was auch völlig normal ist. Wirklich. Ihr müsst euch jetzt erstmal auch als Mutter und Vater neu kennenlernen.

Ihr habt euch einen Rhythmus gewünscht. Planbarkeit. Ich muss euch etwas Wichtiges sagen: Das gibt's jetzt aber nicht. Kommt aber noch. Das zum einen.

Neugeborene machen immer wieder Entwicklungsphasen durch. Angefangen mit dem Thema „Geburt". Du als Mutter wirst auch diesbezüglich immer und immer wieder denken: „Meine Güte, das war aber echt was…" Du wirst dich gerade in den ersten Tagen häufig an die Gefühle, Schmerzen, Gedanken, vielleicht auch Ängste erinnern.

Dein Kind tut das auch. Das war von der Geburt genauso überrascht wie du. Dein Baby muss erstmal damit klarkommen, dass es keinen Weg zurück in den Bauch gibt und sich alles geändert hat. Es muss die Temperatur alleine halten, es muss sich selbst melden, wenn es Hunger hat, es muss selbst trinken, es muss verdauen… Das alles wurde ja vorher in deinem Bauch von ganz allein erledigt, ohne dass dein Baby sich um irgendwas kümmern musste.

Dein Kind hat außerdem vermutlich ordentlichen Muskelkater. Überall! Selbst im Po!

Du hast das bestimmt schon mal im Fernsehen gesehen, wie das ist, wenn Astronauten von ihrer Reise aus dem Weltall auf die Erde zurückkommen und dann erstmal im Rollstuhl zur Reha gefahren werden müssen, weil sie gar nicht mehr allein gehen können. Im Weltall gab's keine Schwerkraft. Auf der Erde schon.

Und im Fruchtwasser gab's auch keine Schwerkraft.

Dein Baby ist also gerade zur Reha bei euch. Klar nölt es dann auch mal rum.

Dazu kommt noch, dass dein Baby sich jetzt in einem permanenten Lern- und Entwicklungsprozess befindet. Hast du schon mal was von Synapsen im Gehirn gehört? Die bilden sich nämlich bei diesen Prozessen. Bei uns ist da nicht mehr so viel los an neuen Synapsenbildungen. Im Gehirn deines Babys finden aber wahre Feuerwerke statt. Es lernt z. B. „Das ist Mama, so riecht die also. Und das ist Mama mit Deo. Und das ist immer noch Mama, heute mit Streifen. Und die Frau mit der nackten Brust ist immer noch Mama. Und die da ist aber nicht Mama. Weil die sich ganz anders anhört. Und anders riecht. Und sich anders anfühlt."

Dein Baby lernt die Welt kennen, die wir schon für selbstverständlich erachten. Wir haben all das schon erfahren, und dein Baby ist jetzt mitten drin in diesem Lernprozess.

Stell es dir so vor, als hättest du mehrere Wochen am Stück Schule. Ohne Wochenende. Mit allen, allen Fächern. Auch mit denen, die du nicht magst. Irgendwann würdest du am Rad drehen und sagen: „Ich habe keinen Bock mehr."

Dein Kind dreht zwischenzeitlich auch am Rad. Und weil es nicht so eloquent „Ich habe keinen Bock mehr" sagen kann, schreit es. Gern auch nach hochfrequentiertem Besuch. So eine Reizüberflutung kann das Fass dann schnell mal zum Überlaufen bringen.

Wenn deine Wahrnehmung „Mein Kind schreit die ganze Zeit" bestehen bleibt, kann dir vielleicht ein Schreiprotokoll helfen.

Schreib dir ganz beamtenmäßig auf, in welcher Zeit dein Kind geschrien hat. Was hast du davor gemacht? Gibt's ableitbare Muster?

Du wirst höchstwahrscheinlich erkennen, dass dein Baby gar nicht „die ganze Zeit" schreit. Das mal schriftlich fixiert, schwarz auf weiß zu sehen, kann sehr hilfreich sein und den Blickwinkel etwas verändern.

Es ist natürlich auch möglich, dass dein Kind durch die Geburt eine Verspannung im Nacken, Rücken oder wo auch immer hat.

Ich persönlich finde ja, dass Besuche beim Osteopathen da immer sehr hilfreich sind.

Meine Freundin/Schwiegermutter/Mutter hat aber gesagt, dass ...

Sprich bitte nicht weiter. Hör auf dich und dein Gefühl. Du machst das schon. Vergleich dich mit niemandem und lass dich auch nicht vergleichen. Du machst das so, wie du das meinst. Und wenn du von anderen viele gutgemeinte Ratschläge bekommst, dann kannst du dir das rauspicken, was deinem Gefühl entspricht.

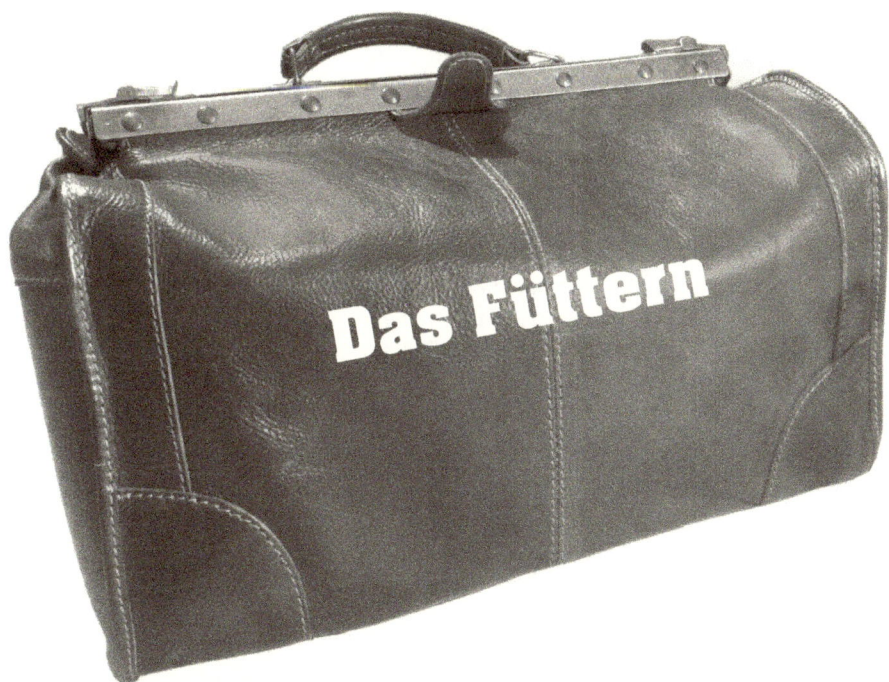

Stillen und Chillen

Wenn ich das erste Vorgespräch mit den werdenden Müttern führe, frage ich jedes Mal, ob sie sich darüber Gedanken gemacht haben, ob sie ihr Kind stillen möchten.

Die Antworten sehen meist so aus: „Nee. Auf gar keinen Fall." Vielleicht noch so:„Ich würd's gern probieren, und wenn es klappt, dann schon." Aber die folgende Antwort höre ich so gut wie nie: „Klar!"

Warum diese Zweifel? Das kann eigentlich nur gesellschaftlich verankert sein, denn man hört solche Aussagen wohl nur in der sogenannten „zivilisierten" Welt. Da frag mal eine Frau in einem Land, wo es keine Fläschchenpulverbatterien gibt. Die würde vermutlich als Gegenfrage stellen:„Gibt's eine Alternative?" und die Welt nicht mehr verstehen. In ihrer Mutterrolle würde sie sich allein durch die Frage wahrscheinlich beschnitten und beleidigt fühlen.

Grundsätzlich ist es so: Wer will, der kann. Also: Wer stillen will, kann auch stillen.

Frühchen oder kranke Kinder und deren Mütter brauchen wirklich besonders viel Unterstützung und Hilfestellung, das ist schon klar. Aber auch dann kann es klappen.

Gehen wir hier jedoch einfach mal von einem gesunden Baby aus. Und ergänzend dazu gehen wir von einer Frau mit zwei Brüsten und Brustwarzen aus, bei der sich die Plazenta ganz gelöst und deren Körper daher das Startsignal zum Stillen erhalten hat. Die ganz einfachen Regeln für diese Gruppe sind die folgenden:

- sich nicht von zu vielen „Beratern" dreinreden lassen.
- Handy ausschalten, Fernseher ausschalten.
- bequeme Stillposition finden.
- Baby so anlegen, dass es Bauch an Körper mit der Mutter liegt.
- Babymund weit öffnen lassen und einen ordentlichen „Haps" von der Brust in den Mund bringen.
- Schultern runterhängen lassen, durchatmen, Kind angucken.
- Und ganz wichtig: Baby zur Brust bringen. Nicht umgekehrt.

Worin liegt also das Geheimnis des erfolgreichen Stillens? Erstmal darin, das zu wollen. Nicht um der Gesellschaft willen, weil es sich so gehört. Nicht um der Hebamme willen, weil die ja so öko ist und nichts anderes erlaubt. Nicht um der Freundinnen willen, weil die das alle so gemacht haben. Am ehesten noch deshalb: „Ich möchte stillen, weil ich weiß, dass es meinem Kind und mir gut tut."

Beim Stillen geht es ja nicht ausschließlich um die Ernährung, sonst würde es „Füttern" heißen. Was wird denn alles gestillt? Hunger und Durst. (Ja, tatsächlich auch der Durst. Das Kind braucht also auch bei 35 Grad im Schatten kein Wasser, keinen Tee, keinen Saft.) Das Bedürfnis nach Nähe. Die Angst still werden lassen, die bei einem schlechten Traum entsteht. Den Kummer stillen, der nach einem Schrecken entsteht. Schmerzen.

Von den ganzen wertvollen, immunsystemstabilisierenden Antikörpern will ich gar nicht erst anfangen, das ist dann doch zu fachlich. Nur kurz: Gestillte Kinder sind im Schnitt die gesünderen, weil ihre Abwehr einfach besser ist. Die wird den Kindern über die Muttermilch mitgegeben. Darin sind die von der Mutter gebildeten Antikörper. Und keine Milchindustrie kann die aus verbröselter Kuhmilch, die ursprünglich von Kuhmüttern für ihre Kälbchen gemacht worden ist, nachbauen. KEINE.

Stillen und Chillen hören sich nicht nur ähnlich an, sie gehören unabdingbar zusammen. Ja, wirklich. Nur eine entspannte Frau kann stillen, weil nur eine entspannte Frau ausreichend Oxytocin bilden kann. Sieht man an Dorothea. Eine gestresste Frau blockiert diese Hormonbildung, und dann läuft einfach nichts. Vor allem keine Milch. So wie bei Marina.

Dorothea stillt Mathilda: Ein Tatsachenbericht

Mathilda ist vier Wochen alt. Sie wacht gerade auf. Die Augen sind noch geschlossen. Aber ihr kleiner Mund sucht offensichtlich schon nach etwas Essbarem.

Ihre Mutter Dorothea sieht und hört das. Eigentlich war sie gerade dabei, den Geschirrspüler einzuräumen. Aber nun holt sie Mathilda vorsichtig aus ihrem Stubenwagen, nimmt ihre Tasse Tee aus der Küche mit ins Wohnzimmer und fläzt sich ganz bequem aufs Sofa. Es läuft ein bisschen chillige Musik im Hintergrund.

Termine hat Dorothea heute keine. Überhaupt ist es so, dass sie gerade niemandem gegenüber feste Terminzusagen macht, weil sie erstmal mit Leib und Seele mit Mathilda zusammenwachsen möchte. Sie möchte sie in Ruhe kennenlernen und sich dabei ganz auf ihren Mutterinstinkt verlassen.

Dorothea findet, dass das besser klappt, wenn nicht immer irgendwelche gutgemeinten Ratschläge kommen, die stets damit beginnen, dass sie dieses und jenes „auf keinen Fall" tun dürfe oder „auf jeden Fall" machen müsse. Sie ist die Mutter, und sie macht das schon, findet Dorothea.

Jeder will Mathilda, die zugegebenermaßen wirklich superniedlich ist, auf den Arm nehmen. Dorothea fühlt sich dabei aber nicht ganz wohl, und deshalb bleibt Mathilda schön auf Mamas Arm oder in ihrem Tuch oder auf ihrem Schlafplatz.

Dorothea legt Mathilda, die gerade etwas zu meckern begonnen hat, nun an die Brust. Mathilda beruhigt sich sofort und saugt zufrieden. Ihr kleines Händchen liegt an Mamas nackter Haut, und das fühlt sich offensichtlich für Mutter und Kind sehr schön an. Nichts stört. Noch nicht mal das Wissen, dass seit Wochen kein Fenster geputzt, der Boden nicht gesaugt und die Beine nicht epiliert worden sind.

Dorotheas Mutter hat vorhin einen Topf mit warmem Essen vorbeigebracht. Ums Essen muss sich Dorothea also auch keine Gedanken machen. Das Telefon hat sie auf lautlos gestellt. Denn was kann so wichtig sein, das es genau JETZT beantwortet werden muss? Nichts.

Dorothea überlegt sich, ob sie vielleicht gleich mal mit Mathilda rausgeht. Das Wetter ist schön. Vielleicht wird sie aber auch einfach mit ihrem Baby noch stundenlang auf dem Sofa kuscheln. Wie spät ist es eigentlich gerade? Ach, das ist doch auch egal.

Marina stillt Viktor: Ein Tatsachenbericht

Viktor ist fünf Wochen alt. Er wacht gerade auf und sucht mit seinem kleinen Mund nach Nahrung. Seine Mutter Marina ist aber dabei, das Bad im Obergeschoss zu putzen. Sie hört Viktor deshalb nicht.

Viktor fängt nun an, die kleinen Fäuste zu ballen und sein Gesicht zu verziehen. Die ersten ärgerlichen Laute sind zu hören. Marina bekommt das nun aus der Ferne mit und findet, dass Viktor noch zwei Minuten warten kann, denn dann hat sie das Bad auch fertig. Zwei Minuten später ist Viktors Kopf knallrot, er schreit wie am Spieß.

Marina holt ihn aus seinem Stubenwagen und versucht, ihn zu beruhigen. Aber Viktor ist schon völlig außer sich und dreht durch vor Gebrüll. Marina hält ihn ein bisschen weiter von sich weg, damit er ihr nicht wieder auf die Bluse kotzt. Das macht er nämlich öfter, wenn er länger geschrien hat. Die Bluse hat sich Marina gerade frisch angezogen, denn heute kommt noch Besuch. Eigentlich hat Viktor ja vor zwei Stunden erst die letzte Stillmahlzeit bekommen. Marinas Mutter sagt, frische Milch dürfe nicht auf angedaute Milch, und überhaupt sollten Babys maximal alle drei Stunden gestillt werden. Die Hebamme sagt zwar was anderes, aber die ist auch jünger.

Viktor lässt sich auch mit dem Schnuller nicht beruhigen. Marina setzt sich mit ihm auf den Küchenstuhl und stillt ihn. Mit angespitzten Pobacken sitzt sie da, damit Viktor ihr nicht auf die frisch gebügelte Bluse kotzt. In 30 Minuten wird Igor mit seinen Brüdern hier sein, und bis dahin wollte Marina noch einen Kuchen backen und zumindest die Fenster im Untergeschoss putzen. Ihr Handy klingelt. Sie klemmt es sich umständlich ans Ohr. Es ist Igor, der ihr sagt, dass er wohl schon in zehn Minuten da sein wird. „Ist das nicht super?"

Marina kriegt Stress. Zumal Viktor nicht an ihrer Brust trinkt, sondern nur schreit. Hat er vielleicht doch keinen Hunger? Ihre Mutter hat Recht. Kinder muss man auch mal schreien lassen. Das stärkt

*die Lungen und erzieht sie dazu, dass man nicht immer gleich an-
gerannt kommt, wenn die was von einem wollen.*

*Marina legt den schreienden Viktor in den Stubenwagen, packt
ihre Brust ein, rennt in die Küche, denn der Apfelkuchen muss fer-
tigwerden. Die Fenster gehen noch GERADE so. Die hat sie letzte
Woche geputzt.*

Mamas Bedürfnisse stillen

Puh. Das klingt stressig. Findest du auch?

Ich glaube, man braucht nicht lange, um zu verstehen, dass Marinas Spagat zwischen zuverlässiger Hausfrau und stillender Mutter
etwas zu anstrengend ist.

Das Fazit ist ganz einfach: Zum Stillen braucht man Ruhe und Ent-
spannung. Und die Bereitschaft, zu akzeptieren, dass nicht alles so
weitergeht wie vorher.

Das liegt aber nicht allein in der Hand der Mutter.

Wenn eine frischgebackene Mama keine Unterstützung um sich
herum hat – zum Beispiel, weil sie alleinerziehend ist –, ist das
schwierig. Es gibt viele Mütter, die eigentlich wirklich stillen möchten, denen es aber nicht ermöglicht wird, sich die dafür notwendige
Ruhe zu nehmen. Wie schade! Letztlich ist Fläschchenfüttern, vor
allem nachts, ziemlich viel Aufwand. Und teuer. Es lohnt sich also,
das Stillen als Prio 1 zu setzen und sich von anderen nicht bekloppt
machen zu lassen.

Ich möchte an dieser Stelle das Gefühl ein bisschen dafür schärfen,
dass das Stillen und auch das Flaschegeben sensible Themen sind,
weshalb man nicht erwarten darf, dass auf diesbezügliche Fragen
immer ehrlich geantwortet wird.

Es gibt nicht wenige Frauen, die sich schrecklich unwohl fühlen,
wenn ein Baby an ihrer Brust saugt. Sie werden tieftraurig, und niemand kann das so richtig nachvollziehen. „Sei doch froh, dass du

ein Kind hast und dass das mit dem Stillen klappt", kriegen die dann zu hören.

Was will man aber gegen diese Traurigkeit oder die Aversion machen, die genau dann auftritt, wenn das Baby an der Brust saugt?

Ich habe beobachtet, dass man da meist nichts machen kann. Zähne zusammen und durch? Ich persönlich bin davon nicht so überzeugt. Eine Mutter sollte aus meiner Sicht keine negativen Gefühle gegenüber dem Kind hegen, sobald es darum geht, es zu stillen. Das schließt sich irgendwie gegenseitig aus.

Da sollte die Frau ehrlich zu sich selbst sein, wenn sie erkennt, dass das Stillen nichts für sie ist.

Dennoch könnte sie das als Scheitern empfinden. Pragmatismus ist da nicht angebracht. „Hättest dich ja einfach zusammenreißen können ..." Oder so.

Frauen mit kranken Kindern, Frühchen oder sonstigen Startschwierigkeiten (traumatische Geburt, Kaiserschnitt und so weiter) kann das ebenso passieren. Sie brauchen noch viel mehr Ruhe und Unterstützung und Gelassenheit, um glücklich stillen zu können. Wenn sie aber nicht die Kraft haben, das vehement einzufordern, oder wenn sie zu verkrampft an die Sache rangehen, ist und bleibt es schwierig.

Oft erlebe ich, dass einer der ersten Sätze, die frische Mütter austauschen, die sich noch nie vorher gesehen haben, dieser hier ist: „Und? Stillst du?"

Es gibt aber auch viele Mütter, die merken, dass sie glücklicher damit wären, ihrem Kind die Flasche zu geben. Dann sollen sie es doch um Himmels willen auch tun. Wirklich. Es ist kein Wettbewerb. Es geht nicht darum, dass nur die gewinnt, die stillt.

Die Mutter, die einen guten Weg für sich und ihr Kind findet, mit dem beide zufrieden und glücklich sind, DIE gewinnt.

Kleiner Stillknigge

„Und? Stillst du?" ist eine ziemlich private Frage. In etwa wie „Hast du bei der Zeugung oben oder unten gelegen?" Nicht jede Frau möchte sich ungehemmt darüber auslassen.

Viele Geburtshäuser bieten Stilltreffs an. Bzw. Gruppen, in denen über Stillen und Beikost gesprochen wird. Das sind geeignete Foren, sich offen auszutauschen. Dafür geht man ja dort hin. Dort kann man sicher sein, dass man keiner Frau auf den Schlips tritt, denn die da alle sitzen, die wollen ja drüber sprechen.

Außerhalb dieses „Austauschforums" kann man jedoch auf Frauen treffen, die gern stillen würden, die aber einfach die Unterstützung dafür nicht bekommen (haben), um das durchzuziehen. Und für die ist das eine ziemlich schwierige Frage.

So erlebte ich es in einem meiner Rückbildungskurse: Samira, die eigentlich ihr letztes Hemd dafür gegeben hätte, ihre Johanna zu stillen (ihr Mann gab aber sein letztes Hemd dafür, dass Samira den Haushalt wieder zum Blitzen brachte, und daher lief da nichts mit der Milch), packte heimlich und unauffällig die Milchflasche für ihre Tochter aus.

Regine, eine Frau mit einem Feingefühl wie eine stumpfe Kettensäge, erblickte das und polterte vor dem Kursrest los: „WATT? Datt is doch hoffentlich bestimmt abjepumpt, oder? Is datt Kunstmilch? Stillen wa nich, oder watt? Klappt et nich oder willste nich? Hm?" Ein bisschen Öl ins Feuer und ein Kilo Salz in die Wunde.

Schön gemacht. Dass Samira anschließend in Tränen ausbrach und sich für die schlechteste Mutter auf der ganzen Welt hielt, muss ich sicher nicht sagen.

Spar dir also solche oder ähnliche Kommentare. Und wenn du schon neugierig bist, warum eine Mama nicht stillt, dann frage ganz, ganz, GANZ vorsichtig nach. Und frag dich aber vorher, was du persönlich davon hast, das zu wissen. Gar nichts wahrscheinlich... Und die arme Frau auch nicht.

FAQ Stillen

Stimmt es, dass die Brüste von Frauen, die gestillt haben, ausleiern?

Das ist meine Lieblingsfrage. Was hängen soll, wird hängen. Das ist einfach so. Egal, ob gestillt wird oder nicht. Die größte Veränderung macht die Brust sowieso in der Schwangerschaft durch. Die Milchkanäle öffnen sich, die Milchdrüsen blühen auf, die Vorhöfe der Brustspitzen werden dunkler. Die Körbchengröße nimmt – meist zur Freude der Väter – um mindestens eine zu. Also nur mal beispielhaft: Ich habe zwei Kinder mit Hingabe gestillt. Es sieht alles aus wie vorher. Ja, ich weiß, du kennst jetzt deine Freundin und deine Schwester und du hast von der Bekannten einer Bekannten gehört, dass die aber so richtig schlimme Hängebrüste gekriegt haben soll. Da muss man fragen: Hattest du denn diese „Katastrophe" auch besichtigt? Vorher und nachher? Da spielt viel Subjektivität mit rein. Das ist ja leider unser weibliches Naturell, eher alles schwarz und problembehaftet zu sehen. Und selbst, wenn es so wäre: Wer sagt eigentlich, dass man einer Frau die Leistung, Kinder zu haben, nicht ansehen darf?

Und noch was, aber so wirklich ganz unter uns jetzt:

Eine Freundin von mir war mal kräftig am Rumheulen darüber, dass ihre Brust so wahnsinnig schrecklich aussehen würde nach der ganzen Stillerei und so. Wie das denn bei mir so wäre, wollte sie wissen. Ich war eigentlich recht zufrieden mit der Optik im oberen Bereich. Das konnte meine Freundin gar nicht fassen und wollte sich das mal live und in Farbe angucken. Ich nahm meinen ganzen Mut zusammen und ließ sie einen Blick auf die nackten Tatsachen erhaschen. Was sagte sie? WAS SAGTE SIE? „Und ich dachte schon, ICH hätte ein Problem, aber wenn ich dich so sehe, dann geht's mir ja richtig gut!"

Schön, dass ich ihr damit offensichtlich geholfen hatte. Mir ging's dann erstmal nicht so gut. Aber selbst schuld. Frauen sind oft einfach nur furchtbar.

Ich habe mal gehört, dass das Kind höchstens alle drei bis vier Stunden gestillt werden darf. Und wenn es zwischendurch trotzdem an die Brust / Flasche will? Was mach ich da?

Stillen oder füttern machst du dann natürlich. Mit Muttermilch oder Pre-Nahrung kann man nicht überfüttern. Also immer schön nach Bedarf. So wird's an Hebammen- und Kinderkrankenschwesterschulen gelehrt. Schau dich doch selbst mal an. Du hattest ein tolles Mittagsmahl, das ist in etwa eine Stunde her. Und nun hast du aber irgendwie doch noch ein kleines Hüngerchen, denn die letzten Tage war bei dir auf der Arbeit echt was los, und beim Sport war es auch anstrengender als sonst. Kommen da nicht leise Mordgelüste auf, wenn dir jemand sagt: „Was? Jetzt noch was essen? Bist du wahnsinnig? Du hast doch erst vor einer Stunde was gehabt! Nee. Da warte mal schön noch zwei Stunden. Mindestens!" Logisch, oder?

Was machst du dann? Ausrasten. Dein Kind auch.

Mein Kind spuckt immer so doll nach dem Trinken. Was mach ich da? Kann ich sicher sein, dass mein Kind genug Nahrung bekommen hat?

Erstmal überlegen, warum es das tut, das mit dem Spucken. Wenn du stillst: Achte auf die richtige Anlegeposition. Muss dein Kind „um die Ecke" schlucken? Also den Kopf drehen, wenn es trinkt? Dann ist es richtig, weil es sich auf diese Weise nicht verschlucken kann. Wenn es aber die Brustwarze nicht richtig fasst, weil die Zunge falsch liegt, zieht es viel Luft. Und dann spuckt's gern mal.

Hast du vielleicht einen großen Milchdruck? Dann streich erstmal ein bisschen Milch aus, bis dein Baby nicht mehr von allein aus deiner Brust „angesprüht" oder „pressbetankt" wird. Leg dein Kind am besten so an, dass sein Kopf höher als der restliche Körper liegt. Mach immer mal wieder eine Pause, nimm dein Baby hoch und lass es gegebenenfalls aufstoßen und sein „Bäuerchen" machen.

Vergiss nicht, dir eine Spuckwindel über die Schulter zu legen. Die gefühlten Hektoliter gegorener Babykotze sind jetzt nicht unbedingt DAS Aphrodisiakum.

Kinder spucken übrigens im Liegen deutlich mehr als aufrecht auf dem Arm. Wenn gerade kein Weg am Liegen vorbeiführt, leg ein zusammengerolltes Handtuch unter die Matratze des Babys. Genau dort, wo das Köpfchen liegt.

Wenn du deinem Kind das Fläschchen gibst: Ist der Sauger vielleicht zu groß? Schau mal das Loch im Sauger an. Es sollte nichts raustropfen, wenn man die Flasche vorsichtig auf den Kopf dreht. Verträgt es die Nahrung vielleicht nicht? Es kann gut sein, dass dein Kind die Nahrung in den ersten paar Wochen vertragen hat und es die neue Nahrung jetzt nicht mehr verträgt. Das ist nicht selten der Fall.

Achte außerdem darauf, dass der Sauger der Flasche immer voll mit Milch ist und das Baby keine Luft abbekommt. Du kannst die Flasche hierfür wirklich senkrecht halten, ohne Angst haben zu müssen, deinem Baby eine Druckbetankung zukommen zu lassen. Auf diese Weise schluckt es keine Luft.

Wenn dein Kind regelmäßig volle Windeln hat, dann kannst du dich drauf verlassen, dass, wenn unten viel rausläuft, oben auch genug reingekommen sein muss. Trotz des Spuckens.

Manche Kinder laufen einfach über. Eine praktische Geschichte an sich.

Und den Spruch: „Speikinder sind Gedeihkinder" kennst du sicher auch. Der stimmt.

Meine Brustwarzen schmerzen wahnsinnig beim Stillen. Was mache ich da?

Vor allem auf die richtige Anlegeposition achten. Wenn dein Kind nur vorne an der Brustwarzenspitze saugt, dann tut's natürlich weh. Es soll auch viel von der Brust drumherum im Mund haben. Achte darauf, dass die Zunge deines Kindes über der unteren Zahnleiste liegt und es seinen Mund weit genug aufmacht. Und darauf, dass deine Brustwarze nicht nur einseitig belastet wird.

Wenn du das für dich geklärt hast, kann es dir helfen, deine Brustwarze folgendermaßen zu pflegen:

- vor dem Stillen reines Lanolin auftragen (Apotheke, Stillfachgeschäft), das mindert die Reibung und hilft, rissiger Haut vorzubeugen; das Lanolin braucht zum Stillen nicht abgewaschen zu werden
- nach dem Stillen die Brustwarze mit Muttermilch benetzen
- Heilwolle in die Stilleinlagen legen, die ist schön rückfettend; darauf achten, dass die Haut unter der Stilleinlage (Plastik?) nicht feucht bleibt und schwitzt
- Brustwarzensalbe oder Salbeitinktur auftragen
- ausgedrückte Teebeutel von schwarzem Tee auf die Brustwarzen legen
- Rotlichtlampe auf die Brustwarze leuchten lassen oder gestresste Brustwarzen nackt in die Sonne halten
- oder einfach abwarten

Wichtig ist, dass der Schmerz in den Brustwarzen nach dem heftigen (ja, es ist heftig!) Ansaugen des Babys nicht länger als ein bis zwei Minuten andauert.

Meine Brüste sind zum Bersten voll, aber mein Kind kriegt nichts an Milch raus. Was mache ich da?

Schultern runter, durchatmen und Stress vermeiden.

Setz dich vor dem Stillen mit deinen Brüsten gemütlich vor die Rotlichtlampe und massiere sie. Stell dir vor, du würdest deine Brüste abschrauben wollen. So eine Bewegung ist das. Meist läuft's dann schon.

Manchmal können die Brüste auch so voll sein, dass das Kind daran so erfolgreich saugt wie an einem prallen Luftballon. Da kann es tatsächlich mal hilfreich sein, zwei Minuten mit der Hand oder mit einer Handmilchpumpe „vorzuarbeiten" und das Baby erst hinterher anzulegen. Gut ist, wenn du rechtzeitig erkennst, dass dein Baby hungrig ist. Sonst gehst du das Ausstreichen erst an, wenn das Kleine schon wie am Spieß schreit, und das ist wenig entspannend.

Meine Brüste sind zu klein zum Stillen, sagt meine Mutter. Stimmt das?

Nein. Niemals stimmt das. Stillerfolge können sich nicht an großen Brüsten messen lassen. Wie ungerecht wär DAS denn. Die weibliche Brust besteht ja primär aus Fett. Nur vorne, im ersten Drittel des Warzenhofes, sind sie, die Ritter des Milchflusses: die Milchdrüsen. Und die Anzahl daran ist in jeder Brust, ob klein oder groß, ungefähr gleich.

Ich habe abgestillt und bin so unglücklich darüber. Kann ich es einfach noch mal versuchen?

Es gibt viele Frauen, die stillen ab und sind auf einmal doch nicht mehr so zufrieden mit ihrer Entscheidung. Das ist kein Point of no return. Die sogenannte Relaktation ist möglich. Also das „Wieder stillen". Je mehr Zeit zwischen Abstillen und doch wieder Stillen vergeht, desto schwieriger ist das natürlich. Aber versuchen kann man es immer. IMMER. Mit noch mehr Zeit. Mit noch mehr Gelassenheit. Mit noch mehr Ruhe. Mit noch mehr Stilltee.

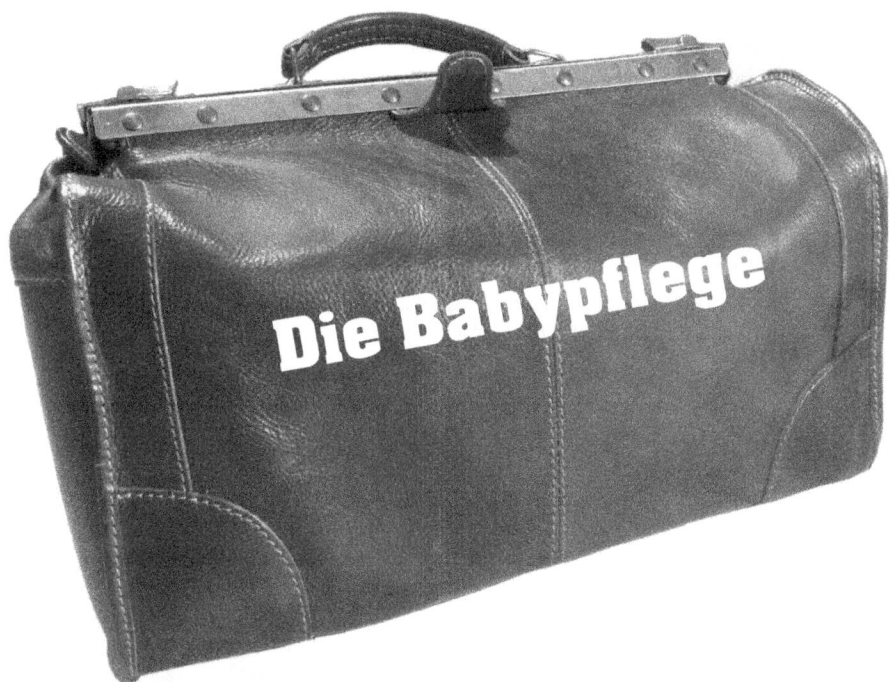

Was braucht man da denn so?

Wenn man sich das Internet anguckt, kommt man bei der Babyausstattung natürlich kaum ohne einen Megakredit aus. Babylotion, Babyduschgel, Babyshampoo, Babykopfbisfußwaschgel, Babypocreme, Babycreme generell, Babywindundwettercreme, Babysonnenmilch, Babypuder ... Egal, wo ich hinkomme, alles voll damit.

Was braucht man davon wirklich? Halt dich fest, du wirst es nicht glauben, was hier gleich steht: du brauchst ... tatsächlich ... nichts davon. Wahnsinn, oder?

Wenn du dein Baby mit allem einkleisterst, was der Babykosmetikmarkt so hergibt, dann wird die Babyhaut darauf dressiert, nicht mehr selbst zu „arbeiten". Der Säureschutzmantel wird gestört, und dann kann das Baby irgendwann als Kind oder Erwachsener nie ohne Creme aus dem Haus. Übertrieben gesagt. Dein Baby stinkt ja nicht, es leidet nicht unter Achselschweiß oder Käsefüßen. Beneidenswert. Daher brauchst du nichts, außer:

... wenn dein Baby trockene Haut entwickelt, denn dann kannst du es mit ein bisschen Olivenöl pflegen. Im Bedarfsfall wohlgemerkt. Am besten zieht das Öl ein, wenn du dein Baby gerade gewaschen und noch nicht abgetrocknet hast. Und keine Sorge, es wird nicht nach ranzigem Salat riechen.

... wenn dein Baby einen wunden Po hat und du stillst, denn dann schaust du, was du gegessen hast. Grundsätzlich vertragen Babys alles, was die Mutter verträgt. Aber trotzdem bleiben Paprika, Tomaten und Tütensaucen die üblichen Verdächtigen. Genauso wie Eistees. Feuchttücher sind auch möglich. Sie sind ja wirklich etwas sehr Praktisches. Aber auch die haben den einen oder anderen wunden Po zu verantworten. Ich empfehle da als guten Kompromiss Öltücher oder einen nassen Waschlappen, den man in einer Dose mitnehmen kann. Oder Spucke, wenn es rasch gehen muss und du gar nichts anderes zur Hand hast. So richtig optimal ist es, den verschmutzten Po einfach mit lauwarmem Wasser abzuspülen und trocken zu tupfen. Dann kann man noch etwas Ringelblumensalbe (dünn) auf die wunden Stellen schmieren und vielleicht auch mal die Windelmarke wechseln. Am besten werden Biowindeln vertragen. Die sehen genauso aus wie alle anderen, haben aber innen eine Baumwolloberfläche aus ökologischem Anbau ohne Pestizide. Am allercoolsten finden es Babys aber, wenn deren Schmuckstücke mal an die Luft kommen dürfen. Und manche Mamas machen ganz und gar „windelfrei" mit ihren Säuglingen. Wenn dich das interessiert, liest du am besten ein spezielles Buch zu diesem Thema.

... wenn du Milchschorf oder Ähnliches fürchtest, dann kannst du deinem Baby mit einer weichen Babybürste morgens und abends in kreisrunden Bewegungen das Köpfchen massieren. Die Durchblutung der Haut wird somit gefördert, und die meisten Babys lieben das. Wenn Milchschorf schon vorhanden ist, kann Kokosöl Abhilfe schaffen. Die Gebilde lassen sich dann vorsichtig in Schuppen abheben. Nötig ist es aber nicht.

... wenn dein Baby Popel hat, dann lass ihn bloß weg, den Popelsauger. Besser noch: Schmeiß ihn einfach weg. Oder probier den mal an dir aus. Ist doch eklig. Wenn du den Babypopel nicht mit einem einfachen Bestreichen der Nasenflügel herauskriegst, warte auf den nächsten Nieser, der kommt bestimmt.

... wenn dein Baby was im Ohr hat, dann hör auf, mit Ohrstochern darin herumzufuhrwerken. Wie bei der Nase gilt auch hier: Bekommst du es von außen raus, ist es ok. Sitzt es noch weiter drinnen, wird es dir irgendwann entgegenfallen. Ohrenschmalz schützt die empfindlichen Babyohren vor Zugluft und Infektionen. Auch wenn die Industrie spezielle „Baby-Ohrstäbchen" entwickelt hat: Lass besser die Finger davon und gehe nicht auf Expeditionskurs.

Baden, Waschen, Duschen, Eimern: Was denn nun?

Mal davon abgesehen, dass ich keine Bade-Else bin, habe ich während meiner Ausbildung Folgendes gelernt: Das Baby soll täglich mit einem Lappen und Wasser gewaschen werden und einmal in der Woche gebadet. Dann kam eine Studie darüber, dass das Geschubber mit dem Lappen auf der Haut doch eher schlecht ist, daher sollte man lieber täglich baden.

Aber dieses ganze Theater mit Wanne füllen, Wanne rumschleppen und so weiter und so fort ist doch sehr zeitaufwändig. Dusch oder bade doch einfach gemeinsam mit deinem Baby, wenn euch beiden danach ist. Das warme Wasser darf ruhig auf Gesicht und Köpfchen kommen, da passiert nichts. Mit der freien Hand gehst du dann überall da lang, wo Haut auf Haut liegt, und fertig seid ihr. So hast du dein Kind einmal komplett in der Hand gehabt und kannst daraus ein Ritual machen, wenn du willst.

Badeeimer sind für Kinder mit Bauchweh sehr sinnvoll. Die feuchte Wärme und die gehockte Körperstellung ist im Übrigen bauchwehlindernd und beruhigend.

Es sieht zwar immer ein wenig so aus, als würde man den Kindern während des Bades den Kopf abreißen, aber sie fühlen sich wirklich sehr wohl. Ich bin mir ganz sicher, dass deine Hebamme dir die richtige Handhabung gern zeigt.

Babykleidung für die ersten zwei Monate – eine Liste

Du wirst hierzu überall andere Angaben finden. Ich persönlich bin immer sehr gut mit folgender „Ausrüstung" und Anzahl dazu gefahren:

- je 5 Bodys (langarmig) Gr. 50, 56, 62
- je 5 Bodys (kurzarmig) Gr. 50, 56, 62
- je 5 Strampler Gr. 50, 56, 62
- je 5 Pullis Gr. 50, 56, 62
- je 5 Schlafanzüge (als Einteiler) Gr. 50, 56, 62
- je 2 Schlafsäcke (der Jahreszeit angemessen gefüttert oder ungefüttert)
- je 2 Jäckchen Gr. 50, 56, 62
- 2 Mützchen Gr. 56

- Spucktücher. Am besten eine Million davon oder so. Gefühlt zumindest. Du wirst sie immer brauchen, ich versprech's dir. Dort, wo dein Baby auf einmal spuckt, wirst du kein Spucktuch parat haben. Das ist ein Naturgesetz. Dem kann man nur mit vielen, vielen, vielen bevorrateten Spucktüchern vorbeugen.
- Kapuzenhandtücher. Am besten 3 Stück. Dein Baby wird nach dem Duschen oder Waschen hineinpinkeln. Oder Schlimmeres. Ich versprech's dir. Auch das ist ein Naturgesetz. Beuge vor.

Babywäsche sollte möglichst aus Baumwolle und auf 40 Grad (mindestens) waschbar sein. Und wenn es so richtig optimal sein soll, dann ist diese Wäsche schon sehr oft durchgewaschen, und alle vorhandenen Schadstoffe sind somit rausgespült worden.

Übertünche den Duft deines Babys nicht mit Weichspüler oder stark parfümiertem Waschmittel. In manchen Fällen entwickeln Babys eine Unverträglichkeit dagegen.

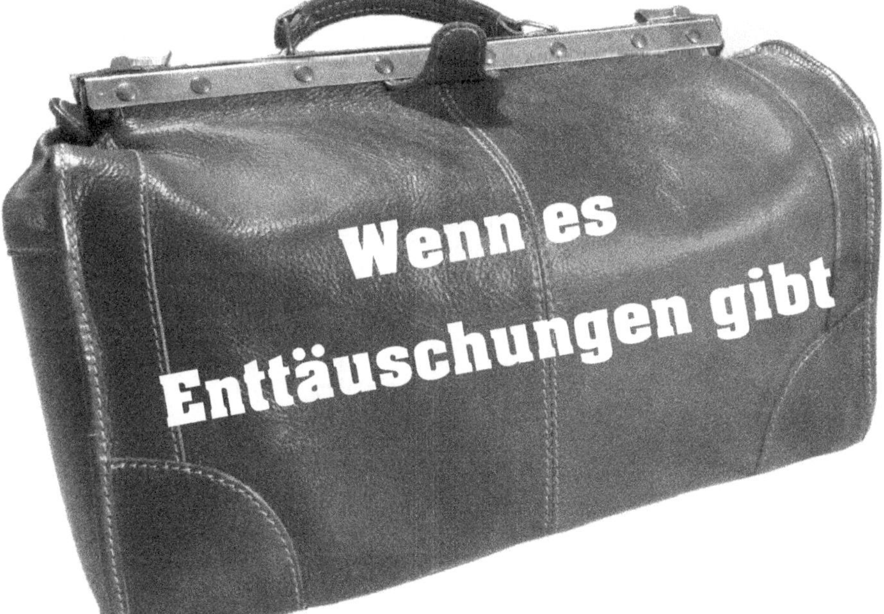
Wenn es
Enttäuschungen gibt

Ich zum Beispiel war ganz scharf darauf, eine Wassergeburt zu erleben. Und was passierte? Ich vergaß es bei Alexanders Geburt. VERGESSEN! Kurz vorher noch dran gedacht, und dann lag er auf meiner Brust und ich dachte: „Na toll."

Das sollte mir nicht noch einmal passieren. Hatte ich mir fest vorgenommen. Als Selma sich auf den Weg machte, war mein erster Schritt im Kreißsaal der in die Geburtsbadewanne. Was passierte? Ich lag viel zu früh drin, ließ mir das Wasser viel zu heiß immer wieder nachlaufen und kollabierte fast. Somit ging es „an Land", aufs Kreißbett. Ich könnte „ja später noch mal wieder reinhüpfen." In die Wanne.

Ich war leider an eine Hebamme geraten, die absolut genervt von mir war. Von mir, der tobenden Furie. Von mir, die keinen Rat oder Vorschlag annehmen wollte. Ich konnte sie ja irgendwie verstehen. Ich wollte nämlich nicht nur eine Badewanne, sondern auf gar keinen Fall eine PDA haben. Auf überhaupt gar keinen Fall. Kontrollverlust und Querschnittslähmung. Da war ich nicht so scharf drauf.

Was passierte? „Wollnse nich endlich mal ne PDA nehmen?", fragte die Hebamme genervt, und ich dachte mir: „Wenn sie mich dann wieder mag ... okay." Die PDA saß, aber der Weg zurück in die Geburtswanne war somit gesperrt. Wieder nicht geschafft.

Das ist ein harmloses Beispiel für eine mögliche „Enttäuschung". Aus meiner Sicht. Eine andere Frau hätte das an meiner Stelle vielleicht gar nicht so harmlos gefunden. Da ist jeder anders.

Kaiserschnitt

Ein Kaiserschnitt zum Beispiel ist für die eine Frau eine paradiesische Vorstellung, die sie um jeden Preis in der Welt erleben möchte, weil sie denkt, das erspare ihr die Schmerzen während der Geburt (aber dann hat sie dafür hinterher welche). Ich möchte hier gar nicht groß davon anfangen, was für eine große Bauch-OP ein Kaiserschnitt ist, wie der Natur ins Handwerk gepfuscht wird und was für Folgen das für Mutter und Kind haben kann. Nicht zuletzt die, dass Mutter und Kind dadurch möglicherweise nur viel schwerer zueinander finden.

Es kommt allerdings vor, dass ein Kaiserschnitt als notwendig erachtet wird. Ich erlebe es häufig, dass die Frauen in Tränen ausbrechen, wenn ihnen empfohlen wird, jetzt den Weg in den Sectio-OP anzutreten. Sie fühlen sich ihres Geburtserlebnisses beraubt. Sie fühlen ganz intuitiv: Die Natur hat sich schon was dabei gedacht bei der vaginalen Geburt.

Und auch, wenn sie hinterher ein gesundes Neugeborenes in den Händen halten, sind sie oft todtraurig darüber, dass sie es „nicht selbst geschafft" haben. Dass „all die Wehen umsonst gewesen" sind. Umsonst war keine einzige Wehe, möchte ich an dieser Stelle sagen. Jede Wehe bewirkt, dass das Baby darauf vorbereitet wird, dass gleich etwas Wichtiges passiert. Es wird nicht wie bei einem geplanten Kaiserschnitt völlig überraschend aus dem wohligen Dunkel des mütterlichen Bauches in das gleißende verhörlampenähnliche Licht der OP-Lampe gezogen. Nein, hier, bereitet jede Wehe das Baby auf die Welt draußen vor. Die Wehen sind also nicht umsonst gewesen. Das ist unbestritten.

Besucher können es irgendwann nicht mehr hören, wenn die Frau wieder traurig davon berichtet, wie gern sie eine „normale" Geburt gehabt hätte. Sie bekommt meistens zu hören: „Nun sei doch froh, dass du ein gesundes Kind in den Händen hältst, meine Güte!" Natürlich ist sie froh darüber. Aber dennoch. Sie trauert dem verlorengegangen natürlichen Prozess hinterher, und das hat nichts mit Anstellerei zu tun. Sie hat das Gefühl, versagt zu haben. Ihrer Aufgabe als Mutter schon in der Basis nicht nachgekommen zu sein. Sie sollte einfach in den Arm genommen werden, vielleicht von mitfühlenden Worten begleitet. Aber sonst nichts weiter.

Frauen, die einen geplanten Kaiserschnitt, egal, aus welchen Gründen, bekommen, kann das ähnlich gehen. Muss nicht, kann aber. Und darf auch! Diese Frauen dürfen auch darüber klagen, dass sie das gern anders gehabt hätten. Was sie nicht hören möchten, ist: „Du hättest dich doch dagegen entscheiden können." Ich möchte mal die Frauen erleben, die unverrichteter Dinge aus dem Sectio-OP herausspazieren und sagen: „Quatsch, das mach ich spontan!", nachdem ihnen eine umfassende Aufklärung „bis zum Tod" nahegebracht worden ist.

Frühgeburt

Ähnliches wie für Kaiserschnitte gilt auch für Frühgeburten. Es ist ja zum Glück heutzutage möglich, auch Babys um die 30. Schwangerschaftswoche herum wirklich mit sehr guter Prognose und ohne Folgeschäden einen guten Start ins Leben zu bereiten. Manchmal bereiten sie sich den selbst und kommen einfach so spontan viel zu früh auf die Welt. Gründe für Frühgeburten gibt es viele. Bakterielle Infektionen zum Beispiel. Oder eine Schwangerschaftsvergiftung. Oder, oder, oder.

Wenn eine Schwangerschaft schon nach 30 Wochen oder noch früher endet, ist das trotzdem oft mit einem Gefühl von Versagen behaftet. Die Frau fühlt sich schlecht, weil sie es nicht geschafft hat, die Schwangerschaft 40 Wochen zu halten. Und sie wird hören: „Sei bloß froh, dass nichts Schlimmeres passiert ist."

Ich versichere dir, sie ist es. Und trotzdem. Ihr Instinkt sagt ihr, dass sie eigentlich noch schwanger wäre. Sie war noch nicht so weit, ihr Kind aus seiner schützenden Behausung zu entlassen. Nimm auch diese Frau in den Arm und sag nichts, außer mitfühlende Worte. Lass sie erzählen. Irgendwann, wenn sie es oft genug erzählt hat, wird es wahrscheinlich wieder gehen.

Fehlgeburt

Und wenn eine Schwangerschaft noch früher endet? Und eine Frau kein Kind auf dem Arm hat? Wenn sie eine frühe Fehlgeburt hatte?

Dann hört sie sehr häufig: „Dann sollte es wohl noch nicht sein." Oder: „Wer weiß, wozu das gut war." Oder: „Ach, versucht es ruhig gleich noch mal. Das wird schon." Oder: „Meine Nachbarin, die hatte noch viel mehr Fehlgeburten, und die lebt auch noch." Oder: „Meine Bekannte, die musste ein totes Kind austragen, das ist doch viel schlimmer!" Oder: „Sei doch froh, du hast ja immerhin schon zwei Kinder." Und so weiter. Jeder möchte irgendetwas sagen, um es damit schnell „gut" zu machen. Nichts davon möchte die Frau hören. Wirklich nichts davon.

Es gibt andere Bücher und Ratgeber, die da hilfreich sein können. Hier würde das zu weit führen.

Nur eines: Versuch nicht, den Kummer der Frau mit irgendeinem Vergleich oder Ähnlichem schmälern zu wollen. Die Frau möchte ernst genommen werden. Sie möchte Raum zum Traurigsein haben. Den solltest du ihr geben. Du solltest ihr zuhören, wenn sie sprechen möchte. Und du solltest mit ihr schweigen, wenn sie nicht sprechen möchte.

Zum guten Schluss

Wie du inzwischen weißt, hast du hier keinen normalen Ratgeber für Schwangere und Mamas vorliegen. Ich habe nicht alle Themen behandelt, die der Schwangerschaftsmarkt so hergibt. Mir geht es vor allem darum, dich darin zu bestärken, dass du das alles schon machen wirst. Das steht im Vordergrund.

Solltest du dich fragen: „Warum schreibt die denn nichts über Wassereinlagerungen, Sodbrennen und Übelkeit?" Dann kann ich dir zum Thema „Wassereinlagerung" sagen: Lass die pasteurisierte Milch weg, geh schwimmen, leg die Beine häufig hoch und lass dich akupunktieren. Zum Thema „Übelkeit und Sodbrennen" kann ich dir mitteilen: Iss nicht zu scharf, nicht zu fettig und nicht zu spät. Kau Mandeln mit der braunen Haut. Lass dich akupunktieren. Du siehst, ich habe die Antworten auf all diese Fragen. Aber du weißt doch: Du wirst das schon machen. Und WIE du das machen wirst. Ganz wunderbar.

Schau generell, was dir gut tut, was dir dein Gefühl sagt. Dein Gefühl hat meistens Recht. Wirklich. Du wirst das merken, und deine Hebamme wird dich darin bestärken.

Hoffe ich jedenfalls.

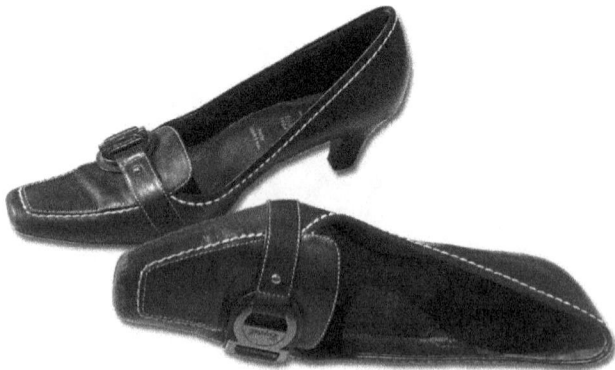

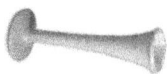

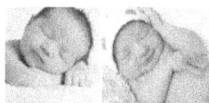

Hebamme
Anna-Maria Held

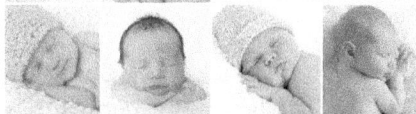

Die
Hebammen
schülerin

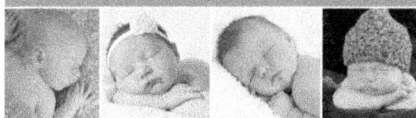

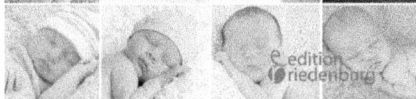

edition
riedenburg

Geschafft! Als zweifache Mutter darf Anna-Maria wieder die Schulbank drücken. Doch die theoretische Ausbildung an der Hebammenschule ist nur die halbe Miete. Denn jetzt heißt es, im Kreißsaal werdenden Müttern Mut zu machen und sich gegen internes Gezicke durchzusetzen. Hebamme zu werden ist Anna-Marias Herzenswunsch – wären da nicht die vorgeschriebenen Praktika im OP und andere Hürden ...

„Die Untersuchung erwies sich als sehr mühsam, weil der Muttermund Richtung Rücken lag, ich aber seine Länge abschätzen musste. Das war natürlich recht unangenehm für die Frau, jedoch unumgänglich. ‚Der Muttermund liegt bestimmt in der Nähe vom G-Punkt, oder?', fragte mich der Mann. ‚Ich muss den nämlich auch (!) immer sehr suchen, das dauert oft ewig! Ist immer ein ziemliches Gewühle!' Der Frau war das ziemlich peinlich. Ich schämte mich fremd. Dann sammelte ich mich kurz, bevor ich meinen Untersuchungsbefund präsentieren konnte."

SPERMIEN
Hebamme
Anna-Maria Held

Der ganz normale
Hebammen
wahnsinn

edition
riedenburg

Schon wieder Schule! Eigentlich war für Anna-Maria die Ausbildung auf der Hebammenschule schon fast zu viel des Guten. Aber was tut man nicht alles, um wissbegierigen Neuntklässlern das A und O der Hebammenkunst beizubringen. So plaudert die freiberufliche Hebamme aus dem Nähkästchen und lässt die Horde jugendlicher Nachwuchs-Eltern samt ihren Übungspuppen an schrillen und schrägen, herzhaften und herzlichen Geschichten teilhaben.

„Chanelle erwartete ihr erstes Kind. ‚Ungeplant, aber was soll man machen?' Der Kindsvater kam aus einer Kultur, in der Hebammen nur ungern gesehen waren. ‚Wär toll, wenn du zwei Straßen weiter weg parkst und keinem sagst, dass du zu uns kommst. Der Marco ist auch nicht so begeistert davon, dass ich 'ne Hebamme hab. Da müssen wir mal gucken, wie das noch so wird.' Klar. Gern. Und sowieso: Schweigepflicht."

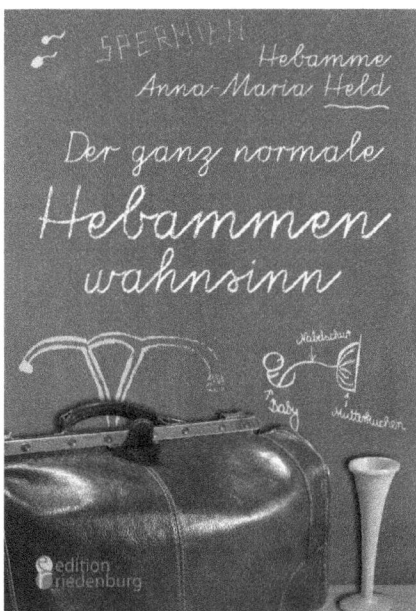

Hebamme
Anna-Maria Held

Eileiter
schwanger

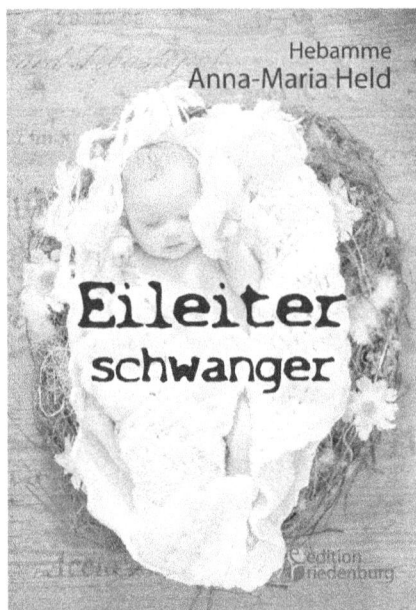

Für Anna-Maria und ihren Mann Lennert ist die Familienplanung mit zwei lieben, gesunden Kindern bereits abgeschlossen. Doch dann passiert es, und Anna-Maria ist schwanger. Eileiterschwanger. Auf einmal wird die Hebamme selbst zur Patientin und wechselt die Perspektive. Das Schicksal trifft sie doppelt hart, denn beim notwendigen operativen Eingriff erleidet Anna-Maria nicht nur den unausweichlichen Schwangerschaftsabbruch, sondern büßt auch einen gesunden Eileiter ein.

„Dann begann die Heulerei und es heulte von ganz allein. Ich rief Lennert an, erzählte ihm kurz mit meinem Narkosekopf, was los war. OP fertig, ich wieder wach, linker Eileiter raus, alles doof. Mehr ging nicht. Und weil ich so am Heulen war, wollte ich auch nicht, dass Lennert mit den Kindern kam. Die hätten das überhaupt nicht verstanden. Denn wegen ‚eines Blinddarms‘ heult man eigentlich nicht."

Überall, wo es Bücher gibt.

edition riedenburg

editionriedenburg.at

www.ingramcontent.com/pod-product-compliance
Lightning Source LLC
Chambersburg PA
CBHW030538270326
41927CB00008B/1429